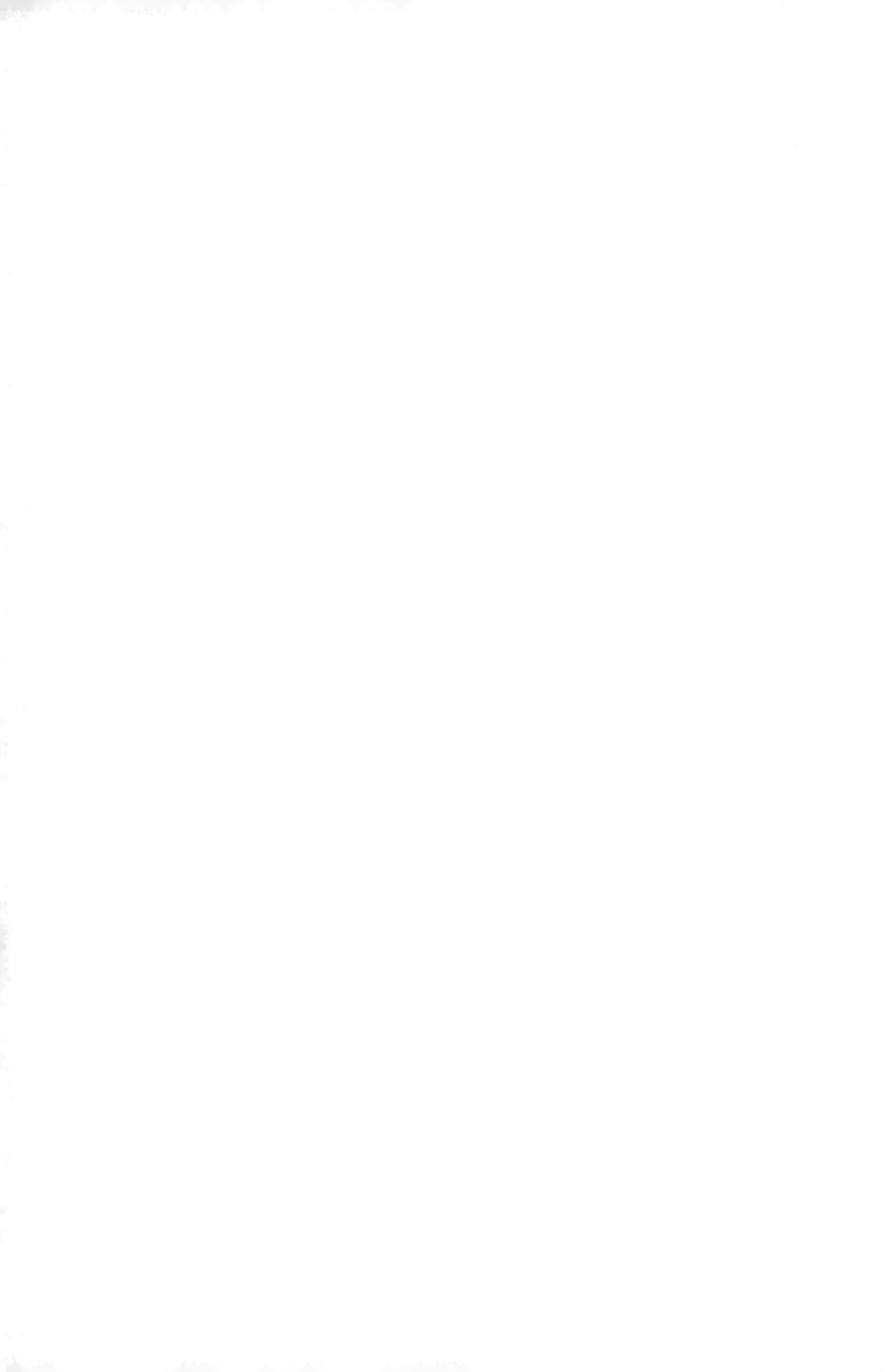

현대가정의학시리즈 14

한평생 온 가족 건강을 위하여

완벽한 치질 치료법

(완벽한 사진해설)

현대건강연구회 편

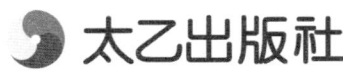

太乙出版社

머 리 말

치질[痔]은 절에 들어가기까지 낫지 않은 병이므로 이렇게 쓰는 것이라는 말이 있다. 죽을 때까지 낫지 않는 병이라는 것인데, 그 문자의 유래는 제쳐두고라도 죽을 때까지 낫지 않는다고 하는 것은 완전한 오해이다. 상당히 진행된 치질이라도 수술하면 깨끗이 나을 수가 있다. 초기의 치질이라면 수술하지 않고 가정요법만으로 치료한다.

'치질은 수술하지 않으면 낫지 않는다'라든가 '수술은 무척 괴로우며 설령 수술을 해도 원래대로는 낫지 않는다'는 말도 자주 듣는다. 그러나 이것은 잘못이다. 확실히 치루(痔瘻)나 진행된 치핵(痔核), 열항(裂肛)은 수술하지 않으면 완치되지 않지만, 초기의 치행과 열항은 간단한 치료로 충분히 개선할 수가 있다. 변비를 고치고 목욕을 거르지 않는 등 항문의 위생에 신경을 쓰는 것만으로 완전히 좋아지는 일 또한 있는 것이다.

수술법도 진보하여 전과 같이 단식(斷食)을 강요받거나, 수술 후 항문의 조임이 나빠지거나 배변이 스무스하게 되지 않게 되거나 하는 일도 없다.

특히 치질에 관한 한 지금껏 이와 같은 미신이 꽤 많이 발호하고 있는 모양이다.

한편으로는 '어떠한 치질이라도 고칠 수 있다'든가 하는 선전을 하는 약이 나돌고 있다. 그 약으로 좋아진 사람도 있겠지만, 우리들에게 오는 것은 으례 증상을 악화시켜 버린 사람들이다. 약에 의지해

버린 탓으로 직장암의 발견이 늦어지고, 생명까지도 잃어버린 사람도 실제로 있다.

이런 일이 없도록 치질에 관한 올바른 지식을 익혀두기 바란다.

치질이라는 병은 장소가 장소인 만큼 의사의 치료를 상당히 받기 어렵게 마련이다. 그 때문에 옛날부터 민간요법이나 가정요법이 수많이 행해져 왔다. 의사의 입장에서 보더라도 확실히 좋은 방법이라고 생각되는 것이 많은데, 그 중에서는 의심스러운 방법도 적지 않다. 이 책에서는 그 중에서 의학적으로 이치에 맞는 방법과 옛날부터 행해져 경험적으로 효과가 확인되고 있는 방법을 엄선해서 소개하고 있다. 초기의 극히 가벼운 치질이라면 그것만으로도 좋아질 수 있다.

설령 그것만으로는 좋아지지 않더라도 괴로운 증상을 완화하거나 의사가 행하는 치료의 효과를 한층 높이는 보탬이 될 것이다.

다만 의사의 진단도 받지 않고 가정요법만으로 치질을 고치려고 하는 것은 잘못이다. 오히려 치질을 악화시키거나 직장암이나 장(腸)의 폴립 등 중대한 병을 그만 보지 못하고 빠뜨리게 되기도 쉽다. 출혈과 통증 등 치질의 증상이 나타나면 반드시 항문과 전문의의 진찰을 받아야 한다.

이 책이 괴로운 증상을 편히 하거나 치료 효과를 높이고 재발을 예방하기 위한 일조(一助)가 되면 다행이겠다.

차 례 *

* 차 례

차 례 *

* 차 례

치질의 성가신 증상을 퇴치하기 위한 이론편

누구나 쉽게 이용할 수 있는
완벽한 치질 치료법

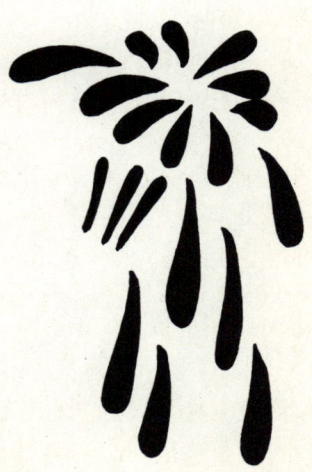

1 우선 어떻게 할까

출혈하고 있을 때

항문에서 출혈하고 있을 때, 그 원인으로서 가장 많이 생각할 수 있는 것이 치질이다. 그러나 대장암이나 궤양성 대장염 등 무서운 병이 숨어 있는 수도 있으므로 치질이라고 단정해 버리는 것은 위험하다. 바로 의사의 진찰을 받고 무엇이 원인인가를 확인해 두기 바란다. 또한 치질로 출혈을 반복하고 있으면 빈혈이 되므로 일찌감치 확실한 치료를 받아 두자.

출혈하고 있을 때의 치질의 분별법

항문에서의 출혈은 거의가 배변(排便)시에 일어난다.

① 통증을 동반하면 항문 열항(裂肛)을 생각할 수 있다. 열문열상의 경우는 일반적으로 출혈이 적고, 오히려 통증이 강한 것이 특징이다.

② 통증을 동반하지 않고 출혈하고 있으면 내치핵(內痔核)일 것이다. 내치핵에서의 출혈은 종이에 조금 묻어나는 정도에서 뚝뚝 떨어지거나 솟아나듯이 흘러나오는 상태까지 다양하다. 흐르는 듯이 출혈하고 있으면 빈혈이 걱정된다.

③ 그밖에 치핵(痔核)은 통증이 주된 증상인데, 돌기가 파열되면 출혈을 보이는 수도 있다. 배변을 할 때나 재채기를 할 때 등에도 파열되어 출혈하는 수가 있다. 엉덩이의 주변이 선혈(鮮血)로 더러워

지므로 깜짝 놀라지만 출혈은 곧바로 그치므로 걱정할 필요없다.

능숙한 지혈법

언제까지나 화장실에 앉아 힘을 주거나 하고 있으면 출혈은 멈추지 않는다. 바로 배변을 그만두고 쉬면 치질이 원인인 출혈은 원래 멈추기가 쉽고, 또 안정하고 있으면 금방 낫는다. 이 때, 탈지면을 둥글게 해서 항문에 꼭 대두면 지혈효과가 있다.

또한 누워 쉴 때에는 배 아래에 방석 쿠션을 꼭 대고 엎드려 누워 엉덩이를 높게 한다. 이렇게 하면 피가 빨리 멈추며, 치핵의 원인이 되는 항문부 혈액의 울체를 제거하는 효과도 기대할 수 있다.

지혈 효과가 있는 지압

치질의 출혈을 멈추게 하는데 효과가 있는 급소는 몇 개 있는데, 여기에서는 '양구(梁口)'라고 불리는 급소의 지압을 소개하겠다. 양구는 지혈과 통증을 멈추게 하는 데에 잘 듣는 급소로, 무릎의 혈(血 ;슬개골)의 바깥쪽 위에서 손가락 폭 3개 만큼 위에 있다. 엄지 끝으로 지압을 하면 출혈을 빨리 멈출 수가 있으며, 통증을 수반할 때는 그것도 동시에 완화시켜 준다.

이 밖에 다음 항에서 소개하는 공최(孔最)와 '팔료혈(八髎穴)도 치질의 출혈 치료에 자주 이용된다.

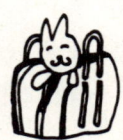

엉덩이를 높게 해서 엎드리거나, 무릎 바깥쪽의 상각에서 손가락 3개 만큼 위를 지압한다.

● 출혈을 멈추는 자세와 지압 ●

출혈을 멈추는 자세

배 아래에 쿠션이나 방석을 딱 대고
엉덩이를 높게 하고 잔다.

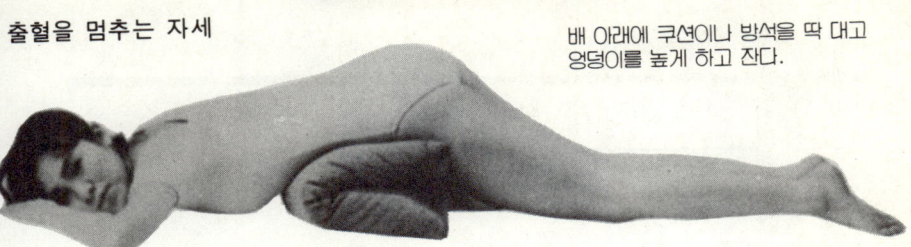

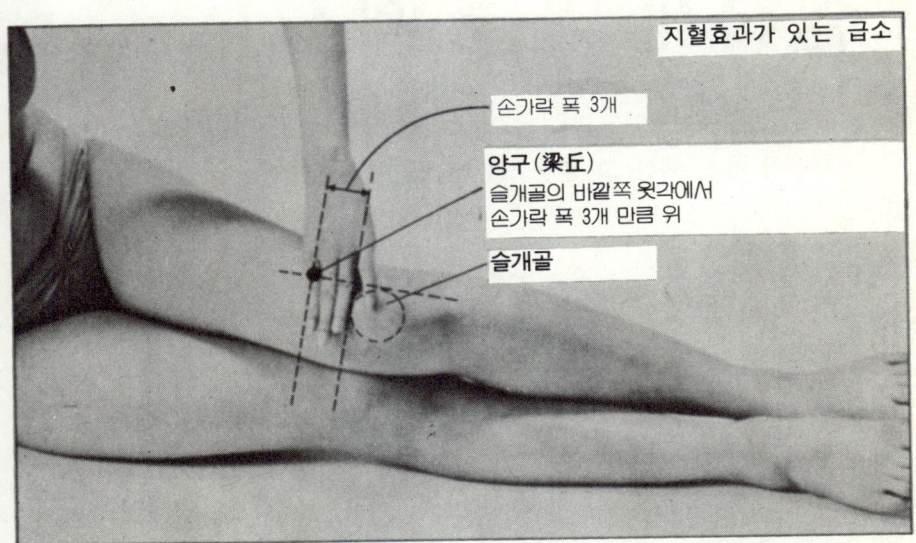

지혈효과가 있는 급소

손가락 폭 3개

양구(梁丘)
슬개골의 바깥쪽 윗각에서
손가락 폭 3개 만큼 위

슬개골

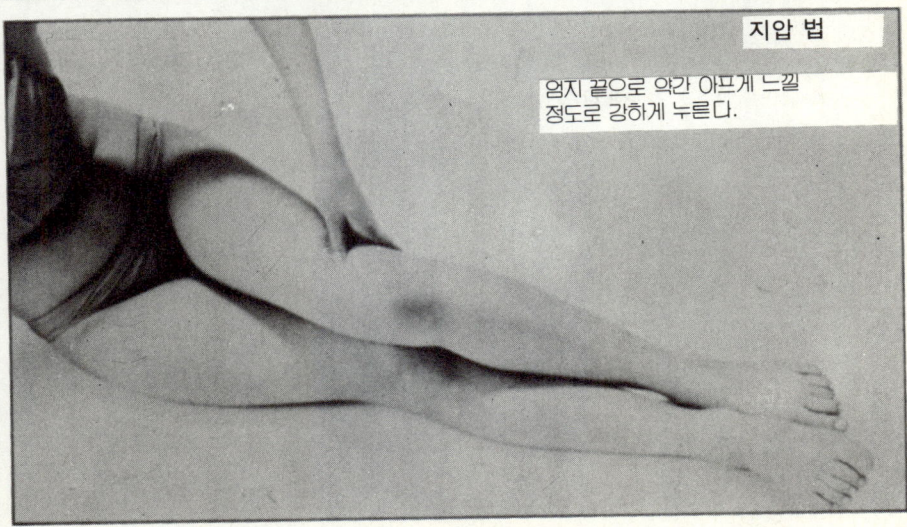

지압 법

엄지 끝으로 약간 아프게 느낄
정도로 강하게 누른다.

2 우선 어떻게 할까

심하게 아플 때

치질이 아플 때는 그 원인으로 다음과 같은 경우를 생각할 수 있다.

통증이 오는 치질의 여러 가지

① 열항(항문열상)… 단단한 변을 무리하게 배출했을 때에 심한 통증과 함께 소량의 출혈을 본다. 또 배변 후에는 통증이 계속되는 것이 특징이다.

② 외치핵(外痔核)… 항문 주변 혈관의 순환장해로 인해 붓기 때문에 아프다.

③ 내치핵(內痔核)의 출혈, 탈항[脫肛 ; 감돈치핵(嵌頓痔核)]… 치핵이 밖에 나온 상태가 되었을 때, 특히 항문의 안쪽이 말리듯이 되어 나와 버린 탈항인 경우, 심하게 아프다. 대책은 다음에 얘기하겠다.

항문열상이라면 이렇게 한다

항문열상은 배변 후 말라붙는 듯한 심한 아픔에 휩싸이고 그것이 잠시 지속된다. 통증이 고통스러울 때에는 누워서 쉰다. 엎드려 누워서 한쪽 다리를 가슴에 끌어당기고 엉덩이를 높게 하면 항문에 힘이 빠져서 통증이 편해진다.

통증이 좀처럼 가라앉지 않을 때에는 증기 타올이나 쓰다버린 손난로(카이로)를 엉덩이 위에 얹고 선골(仙骨)에서 미골(尾骨)의 주변을 잘 따뜻하게 해주면 좋을 것이다.

목욕도 유효하다. 따뜻하게 하는 것으로 통증이 완화되며, 더러워지기 쉬운 상처를 청결히 하고 화농(化膿)을 방지하는 효과도 있다. 또한 요탕(腰湯)을 하는 것도 좋은 일이다. 한방약에서 사용되는 생약의 하나인 감초(甘草)를 달인 즙을 넣은 탕에 잠기면 통증이 멈추는 효과가 한층 높아진다.

외치핵이라면 이렇게 한다

외치핵도 따뜻하게 해서 청결히 하는 것이 가장 좋은 대책이다.

외치핵은 핏덩어리가 혈관에 막혀 혈액의 흐름이 방해받기 때문에 혈관이 부풀어서 혹처럼 되어 생기는 것이므로 따뜻하게 해서 혈행을 좋게 해주면 통증도 편해진다. 목욕을 하거나 요탕에 잠기거나 또는 증기 타올이나 손난로(카이로)로 엉덩이의 주변을 잘 따뜻하게 하면 좋을 것이다.

통증을 멈추는 급소 지압

'공최(孔最)'라는 급소는 치질에 잘 듣는 명혈(名穴)로서 알려져 있고 치질의 통증에도 효과가 있다. 공최는 팔꿈치의 바깥쪽 근육에서 손가락 폭 4개 만큼 손목에 치우친 높이로, 중앙에서 손가락 폭 1개 만큼 엄지쪽에 있다. 반대쪽 손으로 팔을 잡듯이 해서 엄지 끝으로 잘 지압하면 통증이 완화될 것이다. 또 앞 그림에서 소개한 양구(梁丘)의 지압도 효과가 있다.

우선 따뜻하게 한다. 스팀 타올이나 헌 카이로(손난로)로 엉덩이를 따뜻하게 하거나 목욕을 한다.

●통증을 약하게 하는 지압과 자세 ●

통증을 약하게 하는 자세

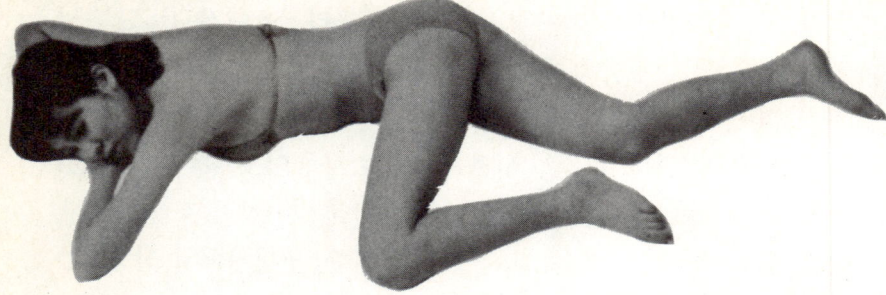

옆드려 누워서 한쪽 다리를 위로 끌어당기고,
항문의 힘을 뺀다.

온습포(温湿布) 하는 법

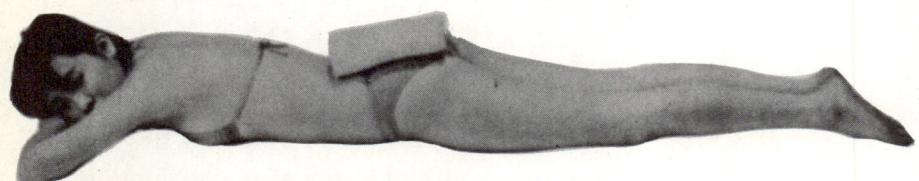

옆드려 누워서 스팀 타올이나 카이로(손난로) 등으로
엉덩이를 따뜻히 해주면 통증이 약해진다.

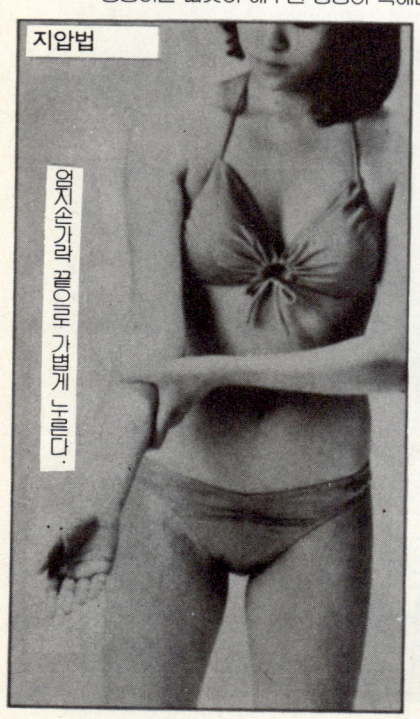

지압법

엄지손가락 끝으로 가볍게 누른다.

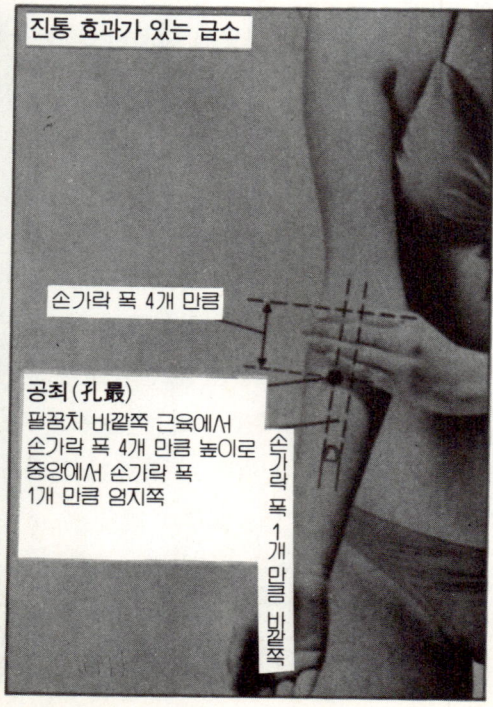

진통 효과가 있는 급소

손가락 폭 4개 만큼

공최(孔最)
팔꿈치 바깥쪽 근육에서
손가락 폭 4개 만큼 높이로
중앙에서 손가락 폭
1개 만큼 엄지쪽

손가락 폭 1개 만큼 바깥쪽

3 우선 어떻게 할까

부어서 부석부석하고
열감(熱感)이 있을 때

 엉덩이 주변이 부어서 부석부석하며 열감이 있거나, 불쾌한 통증이나 묵직한 느낌이 있을 때에는 항문 주변 농양(膿瘍)을 생각할 수 있다. 이것은 항문벽에서 터널을 만들어 화농이 진행되고 피하(皮下)에 고름이 고여 있는 상태이다. 터널이 빠져서 피부에 구멍이 나버리면 증상이 편해지지만, 이렇게 되면 이번에는 그 구멍에서 고름이 나오게 된다. 이것이 치루(痔瘻)이다.

절개하면 편해지지만……

 농양이 얕은 부분에 생기면 엉덩이가 빨갛게 구상(丘狀)으로 붓고, 통증이 일어난다. 이에 비해 깊은 부분에 생긴 농양은 겉으로는 부기를 알 수 없고, 통증보다도 불쾌감을 호소한다. 이 항문 주변 농양은 의사의 치료가 필요하지만, 깊은 부분에 생긴 것은 깜박하면 그냥 간과되는 일도 있으므로 항문과 전문의의 진찰을 받도록 한다.

 의사는 화농된 부분을 절개하고 고름을 짜낸다. 이렇게 하면 증상은 편해지지만 치루가 된다. 치루는 수술하지 않으면 완치되지 않는다.

반드시 차게 한다

부어서 부석부석하고 열감(熱感)이 있다는 것은 염증이 일어나고 있는 증거이므로 우선 차게 하지 않으면 안된다. 일반적으로 치질은 따뜻하게 하면 증상이 편해지지만, 이 경우만은 예외이다.

엎드려 누워서 엉덩이 위에 두 번이나 세 번 접은 타올을 깔고 그 위에 얼음 주머니와 이이스롱 등을 얹고 열감이 있는 부분을 차게 한다. 이렇게 하면 통증과 불쾌감은 옅어지지만, 이것은 일시 모면의 대증요법(對症療法)에 불과하며 절개하지 않으면 잘 낫지 않는다. 되도록 빨리 전문의에게 보이도록 하자.

염증을 가라앉히는 효과가 있는 급소

항문 주변 농양의 통증이나 불쾌감을 개선하는 급소로 삼음교(三陰交)가 있다. 삼음교는 부인병에 잘 듣는 급소로서 유명하지만 이것은 삼음교를 자극하는 일에 의해 골반의 혈행을 좋게 하고, 안쪽에 있는 장기(臟器)의 기능을 높여 주기 때문이다. 항문 주변 농양의 증상이 일어나고 있으면 그 주변은 혈액이 울체되어 있으므로 삼음교에 지압을 하면 혈류가 개선되고 염증도 좋아진다.

삼음교는 발목의 안쪽 복숭아뼈의 중앙에서 손가락 폭 4개 만큼 위로 올라간 높이로, 정강이뼈(경골 ; 脛骨)의 뒤가장자리에 있다. 손바닥으로 발목을 싸듯이 해서 잡고 엄지의 끝으로 지압한다. 이 급소는 원래 통증이 나타나기 쉬우므로 참을 수 있을 정도의 세기로 누르는 것이 중요하다.

우선 차게 할 것. 화농되어 있으므로 절대로 따뜻하게 해서는 안된다. 조속히 의사에게.

● 열감을 제거하는 식히는 법과 지압 ●

식히는 법 ①

2절이나 3절로 접은 타올을 엉덩이에 대고 그 위에서 얼음 주머니로 식힌다.

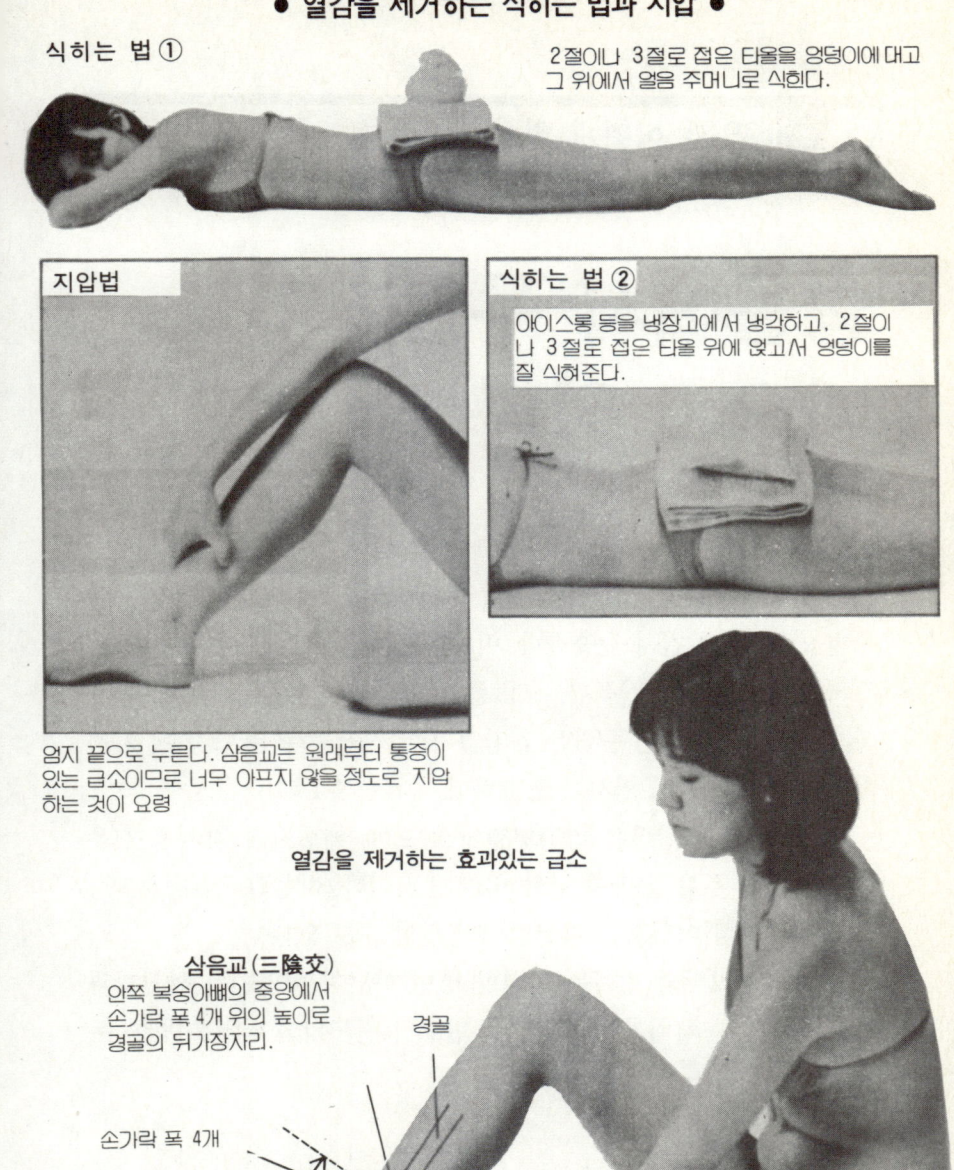

지압법

식히는 법 ②

아이스롱 등을 냉장고에서 냉각하고, 2절이나 3절로 접은 타올 위에 엎고서 엉덩이를 잘 식혀준다.

엄지 끝으로 누른다. 삼음교는 원래부터 통증이 있는 급소이므로 너무 아프지 않을 정도로 지압하는 것이 요령

열감을 제거하는 효과있는 급소

삼음교(三陰交)
안쪽 복숭아뼈의 중앙에서 손가락 폭 4개 위의 높이로 경골의 뒤가장자리.

경골

손가락 폭 4개

4 우선 어떻게 할까

항문에서 무언가가 나오고 있다

항문에서 무언가가 튀어 나오고 있을 때에 가장 많이 생각할 수 있는 것은 치핵(痔核)의 탈출이다. 심해지면 항문이 말려 올라가듯이 주변이 360도에 걸쳐 탈출한다. 이것이 소위 탈항(脫肛)이다.

치질 이외에는 항문 폴립, 직장 폴립, 점막탈(粘膜脫), 직장탈 등을 생각할 수 있다. 항문 폴립은 걱정없지만, 직장 폴립은 암이 될 가능성이 있으며 상세한 검사가 필요하다.

점막탈이나 직장탈은 청장년층에 많으며, 배변시에 강하게 힘을 주었을 때에 붉은 점막이 나와 버리는 것이다. 여성의 경우, 질(膣)에서 자궁이 튀어나오는 자궁탈을 병발할 수도 있다.

치핵이든 그밖의 병이든 위험한 병이 아닌지 어떤지를 확인함과 동시에 정확한 처치가 필요하므로 반드시 전문의의 진찰을 받아 두자.

치핵, 탈항의 치료법

치핵(痔核)이 반복되어 나올 때에는 치료를 받아두지 않으면 안된다. 탈항(脫肛)을 일으키거나 하면 더욱 더 그렇다.

치핵이 나와서 부어 있거나, 탈항을 일으키거나 하는 일은 본인에게 있어선 굉장히 괴로운 일이다. 어떻게든 안에 집어넣을 수가 있으면 상당히 편해지므로 우선 그 대책으로 다음과 같은 방법을 시도하는 것도 좋을 것이다.

① 네 발로 기는 자세에서 팔꿈치를 접고 머리와 어깨를 바닥에 대며, 엉덩이만을 높게 한다. 그리고 항문에 올리브유나 연고를 발라서 미끄러지기 쉽게 하고, 티슈나 거즈를 붙여 뒤로 돌린 손으로 조금씩 밀어 넣듯이 한다.

② 혹은 똑바로 누워서 허리 아래에 방석이나 쿠션을 대고 엉덩이의 위치를 높게 한다. 무릎을 가슴에 끌어당기도록 해서 항문의 힘을 뺀다. 손을 뒤로 돌려서 ①과 같이 해서 밀어 넣는다.

엉덩이의 위치를 높게 하면 내장이 머리쪽으로 기울고, 항문에 음압(陰壓)이 걸리고 치핵이 들어가기 쉽게 된다. 이 때에는 항문괄약근(肛門括約筋)을 느슨하게 하는 일이 중요하다. 전신을 편히 하도록 하자. 탈항은 좀처럼 들어가지 않으므로 들어가는 데서부터 조금씩 넣어간다.

탈항에 유효한 급소 지압

탈항에는 머리의 정수리에 있는 급소인 '백회(百會)'가 잘 듣는다고 한다. 귀를 앞으로 구부리고 그 튀어나온 끝을 똑바로 위로 그어 올린 선과 미간의 한가운데에서 똑바로 위로 그어 올린 선(정중선;正中線)이 교차하는 부분에 있는 것이 백회이다. 양손바닥으로 머리의 측면을 감싸듯이 해서 좌우의 가운데손가락을 겹치고 강하게 지압한다.

엉덩이를 높게 하고, 항문의 힘을 빼서 긴장을 풀며 조금씩 밀어 넣는다.

●튀어나온 치질을 되돌리는 법 ●

① 탈항(脱肛)을 원래대로
   되돌리는 자세

무릎을 세우고 엉덩이를 높게
해서 항문의 힘을 빼고, 손을
뒤로 돌려서 손가락으로 쑥
밀어 넣는다.

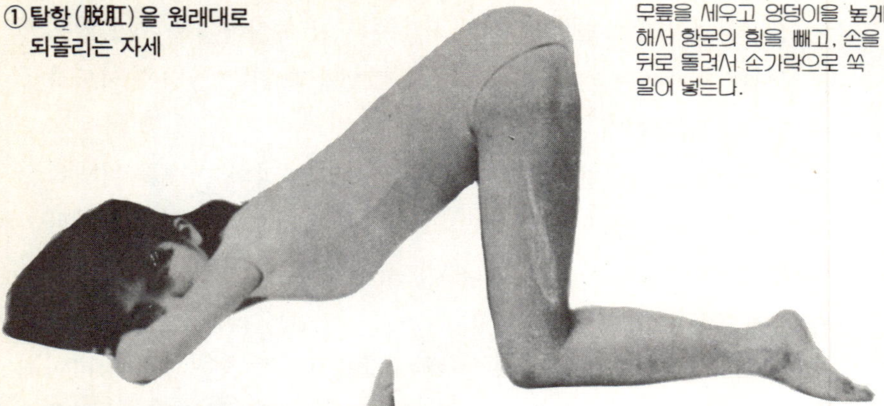

② 탈항(脱肛)을 원래대로
   되돌리는 자세

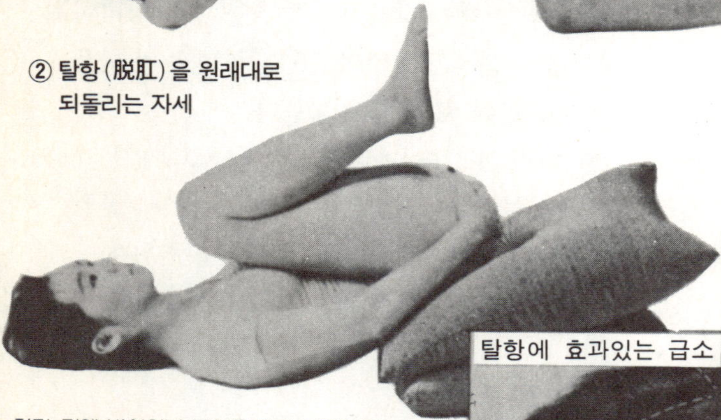

허리 밑에 방석이나 쿠션을 깔고 엉덩이를
높게 하며, 무릎을 가슴에 댄다. 항문의 힘을
빼고 손가락으로 쑥 밀어 넣는다.

지압법

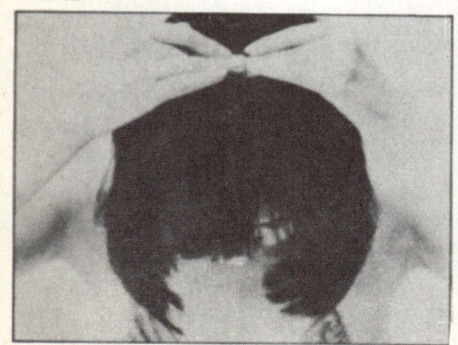

좌우의 중지를 겹쳐서 강하게 누른다.

탈항에 효과있는 급소   백회(百会)

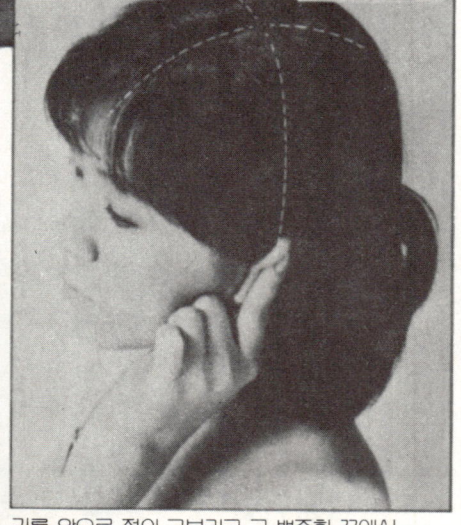

귀를 앞으로 접어 구부리고 그 뾰족한 끝에서
똑바로 위로 더듬어 선과 미간의 한가운데에서
머리 위로 그어 올린다. (정중선)이 교차하는
부분

5 우선 어떻게 할까

가려울 때

항문 주변에 가려움을 호소하는 증상을 항문소양증(肛門搔痒症)이라고 한다. 가려움을 일으키는 원인은 여러 가지가 있는데, 그 태반은 엉덩이를 불결하게 하고 있는 것이 원인이다.

항문열상, 치루, 탈출하는 내치핵 등이 있으며 분비물로 인해 항문부가 언제나 더러워져 있거나 파수돌기(항문열상에 동반해서 생기는 돌기)와 스컨다그(외치핵 등에 의해 생기는 피부의 늘어짐)가 있기 때문에 변을 깨끗이 닦아내지 않는 경우 등에 많이 볼 수 있다.

습진이나 옴, 당뇨병, 간염에 걸려 있는 여성이라면 만성 질염(慢性膣炎) 등의 병이 원인이 되고 있는 수도 있으며 요충, 곰팡이(칸디다)가 기생하고 있는 예도 볼 수 있다. 가려움을 고치려고 약을 바르고 있었는데, 실은 그 약에 타고 있었다는 경우도 실제로 있다.

이와 같은 경우도 있기 때문에 우선 가려움의 원인을 판별하고 그것을 치료하는 것이 선결이다. 그러나 그 중에는 원인불명의 것도 있으며, 보통수단으로는 좋아지지 않는 경우도 적지 않다.

무엇보다도 우선 청결히 한다

항문 주변에 가려움을 느꼈으면 우선 무엇보다도 청결을 명심할 일이다. 목욕을 하여 엉덩이 주변을 잘 씻고, 그 뒤에 타올로 물기를 충분히 닦아낸다. 엉덩이는 건조시켜 두는 것이 중요하므로 파우다를 바르거나 한다.

목욕까지 하지는 않더라도 양동이에서 요탕에 담그거나 세면기에 뜨거운 물을 넣어서 엉덩이를 잘 씻어주는 등의 명심도 잊지 말도록 한다. 깨끗하고 시원하게 한 후에는 속옷을 청결한 것으로 바꾸는 것은 말할 필요도 없다. 속옷은 목면 등의 통기성, 흡수성이 풍부한 재질의 것을 선택한다.

배변을 했으면 엉덩이를 씻는다

될 수 있으면 세정장치가 되어 있는 변기로 쓰고, 배변 뒤에는 엉덩이를 씻어내도록 한다. 간편한 세정기를 이용하거나 세면기에 온탕을 준비해서 씻어도 좋을 것이다. 최근에는 종이에 뿜어서 사용하는 항문세정제가 시판되고 있으므로 그것을 이용하는 것도 한 방법이다.

가려움을 완화시키는 급소 지압

항문의 가려움을 제거하는 급소로서 '신유(腎兪)와 장강(長强)'을 선택한다. 신유는 늑골(肋骨)의 가장 아래 높이로, 등골의 중심에서 손가락 폭 2개 만큼 바깥쪽에 있다. 양손을 허리에 두고, 엄지 끝을 신유에 댄 다음 숨을 토하면서 엄지에 힘을 가해서 누른다. 장강은 엉덩이 미골(尾骨)의 선단에 있으며, 가운데손가락 끝을 대고 통증을 느낄 정도로 약간 세게 지압한다.

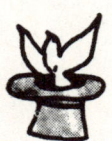

**엉덩이를 닦아서 청결히 하며, 잘 건조시키고 나서
등과 엉덩이의 급소를 지압한다.**

●가려움 제거법 ●

신유
누르는 법
양손을
허리에 대고
엄지를 등의
신유에 대고
숨을 토하면서
누른다.

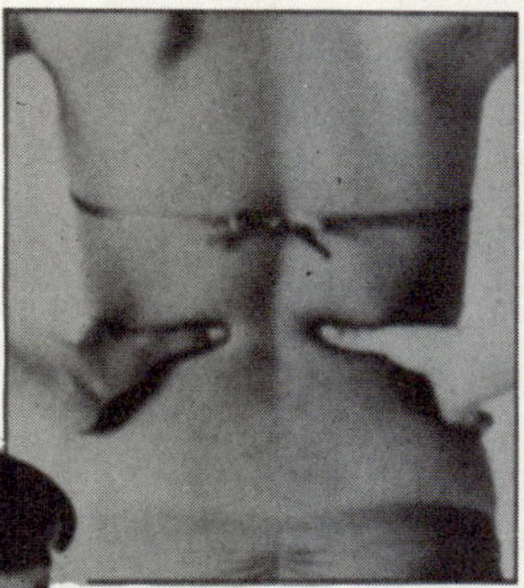

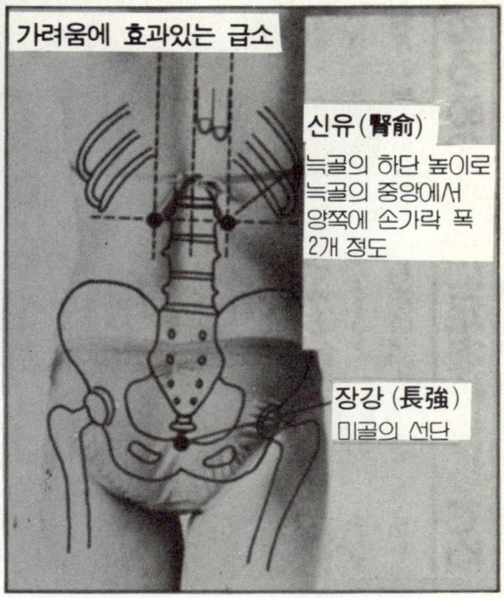

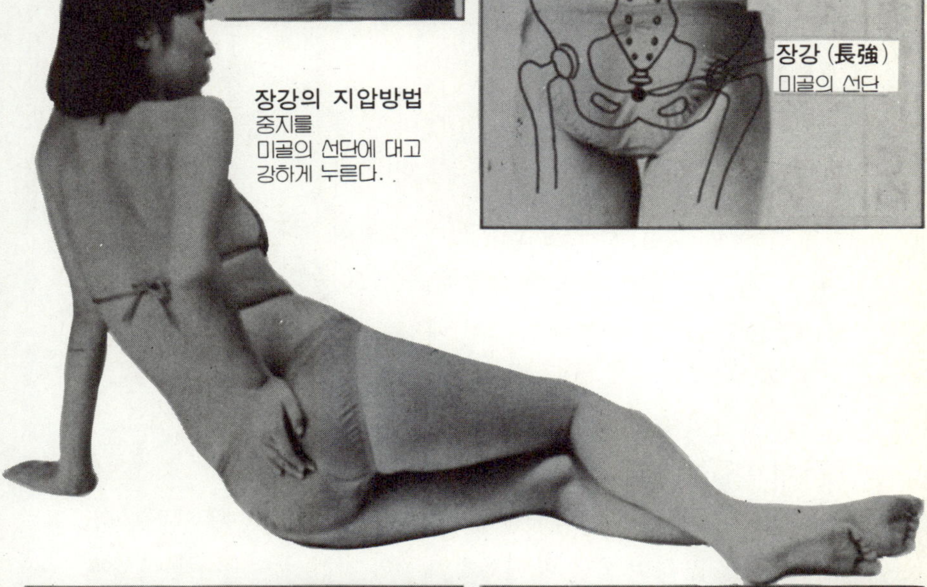

가려움에 효과있는 급소

신유 (腎俞)
늑골의 하단 높이로
늑골의 중앙에서
양쪽에 손가락 폭
2개 정도

장강 (長强)
미골의 선단

장강의 지압방법
중지를
미골의 선단에 대고
강하게 누른다. .

편리한 청식(淸拭)용품

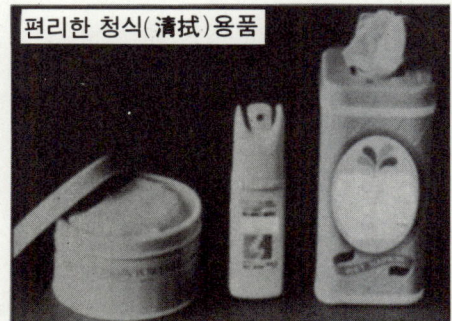

배변 후는 화장지에 약용세정제를
묻히거나, 젖은 티슈로 깨끗하게 닦아내면 좋다.
환부를 건조시키기 위해서 파우더를 사용하면
더욱 효과적

엉덩이를 정결히 한다

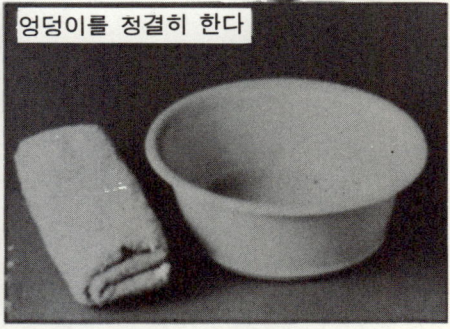

세면기에 따뜻한 물을 넣고 항문과 그 주변을
잘 닦는다. 닦았으면 타올로 물기를 깨끗히
닦아낸다.

따뜻하게 해서 치료한다

온탕 효과를 끌어올리는 입탕법

치질을 앓고 있는 분은 항문을 항상 청결히 해두지 않으면 안된다. 또한 따뜻하게 해서 혈행을 좋게 하는 것도 중요하므로 매일 목욕하는 것이 이상적이다. 될 수 있으면 배변 후에는 반드시 목욕하도록 하고 싶다.

목욕이 치질에 좋다고 말해지는 이유

치핵은 항문의 정맥(靜脈)에 혈액이 울체되기 때문에 일어난다. 그러므로 목욕을 하여 몸을 따뜻하게 해주면 전신의 혈행이 좋아져서 항문 정맥의 울혈이 개선되고, 치핵의 치료와 예방에 효과적이다. 외치핵의 괴로운 통증도 목욕으로 따뜻하게 해주면 편해진다. 혈액의 흐름이 좋아지면 혈전(血栓)도 빨리 제거되고, 회복도 빨라진다.

항문 열항(裂肛)은 배변 후에 심한 통증에 휩싸이는데, 이 통증도 목욕으로 완화시킬 수가 있다. 따뜻하게 하면 항문 열항의 통증의 원인인 내괄약근의 경련을 제거할 수 있기 때문이다. 상처를 청결히 해두는 것도 중요하며, 항문열항인 사람은 특히 배변 후, 목욕하도록 한다. 다만 열이 나는 항문 주변 농양인 시기에 있는 치루의 경우는 목욕을 해서는 안된다. 구멍이 열려서 분비물이 나오게 되면 청결을 유지하도록 자주 목욕을 해 준다.

능숙한 목욕법

서양식의 욕실에서 느긋하게 다리를 뻗는다. 울혈을 제거하는 데에는 이 방법이 이상적이다. 무릎을 감싸안는 듯한 답답한 자세는 항문부의 울혈을 높혀 바람직하지 않다.

약간 미지근한 물에 몸을 느긋하게 담그고, 몸을 속에서부터 따뜻하게 할 것. 통증이 있을 때는 특히 미지근한 탕에 담가준다. 뜨거운 물에 들어가면 몸이 긴장되고, 오히려 통증이 심해질 수가 있기 때문이다. 탕 속에서 나오면 항문 주변을 마른 타올로 잘 닦고, 물기를 깨끗하게 제거하자. 가려움을 호소하는 사람은 파우더를 뿌려서 건조시켜 두도록 한다.

탕 속에 들어가서 행하면 좋은 체조

탕 속에 몸을 담그면서 욕조의 가장자리를 잡고 트위스트 운동을 한다. 반 정도 앉은 자세로 허리를 비틀면서 무릎을 모으고 좌우로 흔든다. 골반과 항문의 혈행을 촉진하여 울혈을 제거할 뿐만 아니라 복근을 강화하고 변비의 개선에도 도움이 된다.

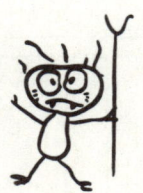

미지근한 물에 다리를 뻗고 느긋하게 담근다. 목욕 중에 체조를 하면 더욱 좋다.

● 능숙한 입욕법 ●

욕조에 몸을 담그는 방법

다리를 내던지듯이 하고
긴장을 풀고 들어간다.

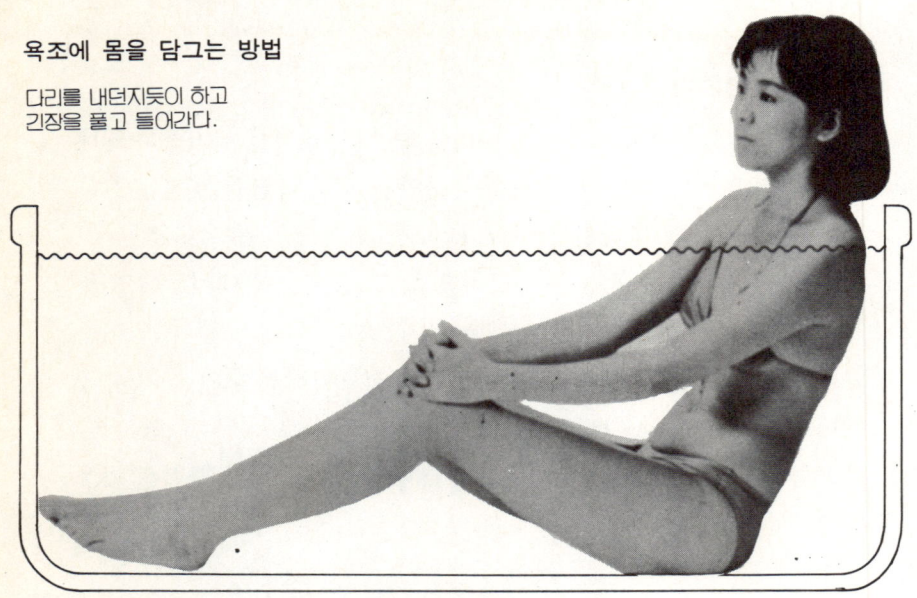

입욕 중에 행하고 싶은 체조

욕조의 가장자리를 잡거나
탕속에서 트위스트 체조를 하면
보다 효과적

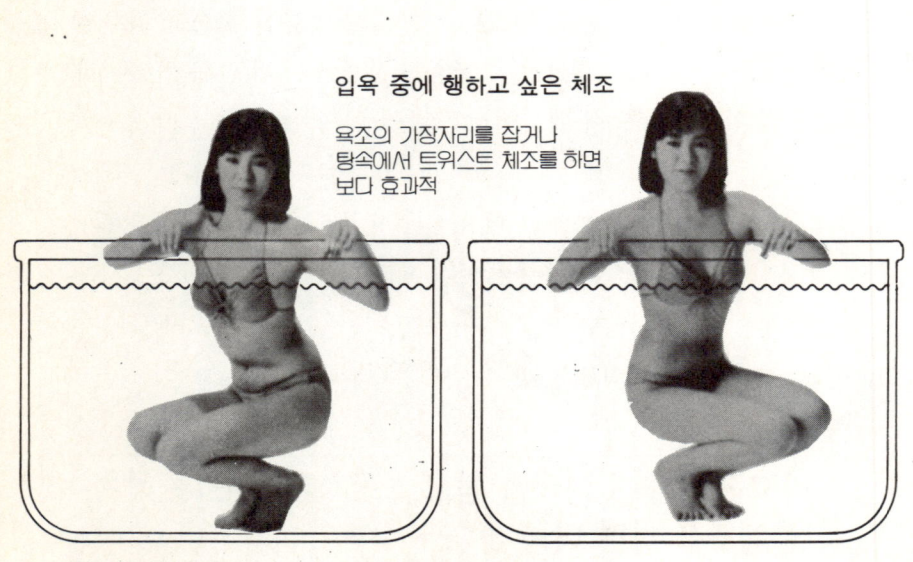

2 따뜻하게 해서 치료한다

요탕(腰湯)이라면 더욱 잘 듣는다

배변 후에 목욕할 수 없을 때에는 좌욕(요탕)을 하면 좋을 것이다. 엉덩이만을 탕에 담그고, 항문을 청결히 하면서 따뜻하게 하는 방법으로, 치질의 치료와 예방에 아주 효과가 있다.

등한시되고 있는 항문의 청결

배변 후 종이로 닦아내는 것만으로는 엉덩이의 더러움이 좀처럼 깨끗해지지 않는다. 탈지면을 온탕에 적셔서 한번 더 정중히 닦아보면 제거되지 않았던 변이 틀림없이 묻어 있을 것이다. 항문의 주름사이에 변이 들어가 있거나 항문 열항이 있으면 상처 부분을 피해서 닦거나 하기 때문에 아무래도 변이 남아 버리는 것이다. 종이로 닦는다는 일 자체가 주름 안에 변을 밀어 넣고 있는 듯한 일이다.

항문을 깨끗히 하려면 변을 씻어내는 이외의 방법은 없다. 치질을 앓고 있는 사람은 청식(清拭)기구가 없으면 배변 후에 반드시 목욕하든가 좌욕(坐浴)을 하도록 한다.

좌욕법(坐浴法)

세면기보다 약간 큰 커다란 통이나 대야를 준비한다. 엉덩이를 담글 때에 넘치지 않을 정도로 온탕을 넣어준다.

목욕재계와 같이 다리까지 넣어 버리면 항문에 힘이 들어가서 울혈이 높아지므로 다리는 밖에 내놓고 엉덩이만을 담그고 전신을 편히 하도록 한다.

잠시 탕에 담그고 엉덩이를 따뜻하게 했으면 손가락으로 항문을 조용히 씻는다. 거즈나 탈지면을 사용해도 상관없지만, 강하게 하면 자극으로 치질을 악화시키는 수가 있으므로 주의가 필요하다.

탕 속에 소독약을 넣거나 비누로 엉덩이를 씻는 사람도 있는데, 피부가 약한 사람은 염증이 생기는 수도 있으므로 사용하지 않는 편이 좋을 것이다.

약탕 만드는 법

좌욕과 목욕을 할 때, 약탕을 이용하는 것도 좋을 것이다.

삼백초를 말린 십약(十藥)과 쑥잎을 말린 애엽(艾葉)을 대충 한줌 목면부대에 넣어서 탕에 담근다. 혹은 미리 그것들의 생약을 질그릇이나 주전자에 넣어서 달이고, 그 달인 즙을 탕에 더해도 상관없다.

이들의 약초는 소독·살균과 함께 물을 따뜻하게 해주고, 상처의 치유를 빠르게 하는 작용이 있다고 한다. 근처에 삼백초와 쑥이 나있지 않으면 한약방에서 말린 생약을 구입하면 된다.

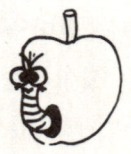

다리를 밖으로 내뻗고, 엉덩이만을 미지근한 물에 담그며, 손가락으로 더러움을 제거한다. 약탕도 좋다.

● 좌욕 (요탕) 방법, 약탕 만드는 법 ●

좋지 않은 요탕법
대야에 다리까지
넣으면 항문에
힘이 들어가고
오히려 출혈이
높아진다.

능숙한 요탕법
대야에는 엉덩이을 넣고 다리는
내던지듯이 해서 긴장을 풀고
들어간다.

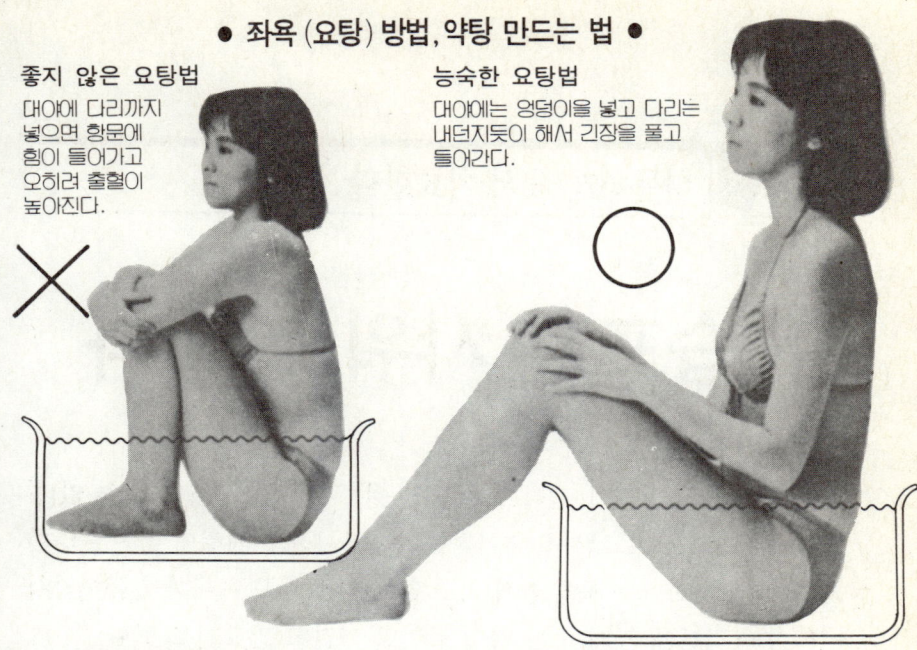

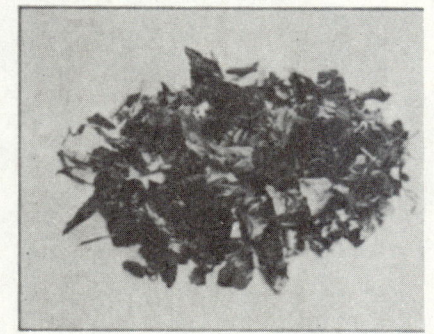

건조시킨 삼백초(십약 : 十藥)

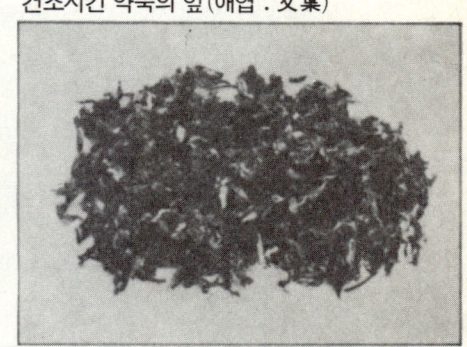

건조시킨 약쑥의 잎(애엽 : 艾葉)

약탕 만드는 법

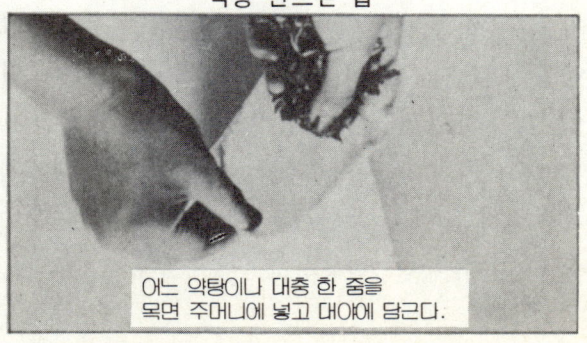

어느 약탕이나 대충 한 줌을
묵면 주머니에 넣고 대야에 담근다.

3 따뜻하게 해서 치료한다

온습포와 샤워도 좋다

'낚시꾼은 치질에 걸리지 않으면 한 사람 몫이라고 할 수 없다'
고 말해질 정도로 낚시를 좋아하는 사람들에게는 치질이 많은 모양이
다. 물가의 차가운 곳에 꼼짝 않고 앉아있거나, 물 속에까지 들어가서
다리와 허리를 차게 하는 것이 원인일 거라고 말해지고 있다.

그밖에도 화장실이 없는 곳에서 배변을 참고 장기간 계속 서 있거
나 앉아 있거나 해서 울혈을 일으켜 치질이 되기 쉽다는 등의 악조건
이 거듭되고 있는 것이 현실이지만, 냉기가 치질을 야기하는 중대
원인이라는 것은 틀림없다.

치질의 예방에는 차가움을 방지하는 것이 중요하며, 거꾸로 몸을
따뜻하게 하도록 하면 치질의 예방·치료 효과가 훨씬 높아진다.

엉덩이의 선골을 충분히 따뜻하게 한다

전신을 따뜻하게 하는 일은 물론이거니와 치질을 앓고 있는 사람은
특히 엉덩이의 선골(仙骨) 부분과 대퇴가 시작되는 측면에 있는 대전
자(大轉子)의 주변을 정성껏 따뜻하게 해 주자. 선골이란 손을 뒤로
돌려서 가운데손가락 끝을 미골의 선단에 대었을 때에 대개 손바닥이
닿는 부분이다. 앞에서도 말했듯이 증기타올이나 쓰다 버린 카이로
(손난로), 샤워 등을 이용하고, 이 부분을 따뜻하게 해주도록 한
다.

이렇게 해서 항문의 주변을 따뜻하게 해주면 혈관이 확장하고 울혈이 좋아진다.

선골에 있는 8개의 구멍에서는 자율신경이 나와 있어서 대장(大腸)과 비뇨기, 성기(性器) 등의 기능을 지배하고 있다. 그 때문에 여기를 따뜻하게 해주면 자율신경의 기능이 좋아진다. 항문 주변의 혈액순환도 스무스해지며 근육의 여분인 경련과 수축도 제거되고, 대장이나 항문의 기능도 순조로워진다고 생각할 수 있다.

속옷이 선골에 닿는 부분에 주머니를 만들고, 헌 작은 카이로를 넣어 따뜻하게 해주는 것도 좋은 방법이다.

대퇴골이 시작되는 부분을 샤워로 따뜻하게 해준다

대퇴(大腿)가 시작되는 부분의 측면, 즉 바지의 주머니 입구에 해당되는 부분에 있는 둥글둥글한 것을 대전자(大轉子)라고 한다. 대전자란 동체(胴體)와 다리를 잇는 대퇴골(大腿骨)이 내민 곳으로, 이 부분을 따뜻하게 하거나 자극하거나 하면 다리로의 혈행이 촉진될 뿐만 아니라, 허리 주변의 혈행과 기능도 좋아지며, 치질에도 좋은 결과를 초래한다.

따뜻하게 하는 방법은 탕 속에 들어갈 때에 약간 뜨거울 정도의 샤워를 듬뿍 끼얹어 주면 좋을 것이다. 온열자극(溫熱刺激)과 수압(水壓)의 자극으로 혈행이 좋아지며, 다리의 피로가 회복됨과 동시에 항문 주변의 기능도 좋아진다.

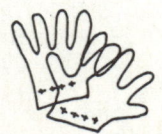

선골과 대퇴골이 시작되는 부분을 스팀 타올이나 카이로, 샤워로 차분히 따뜻하게 해준다.

●온습포(温湿布)와 샤워 방법●

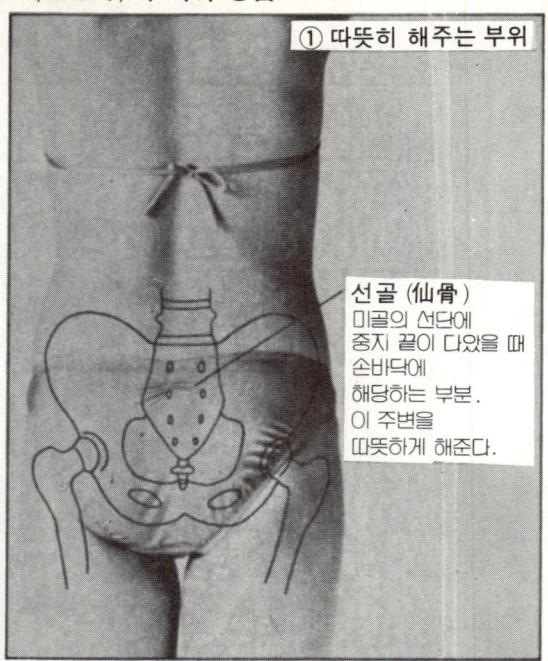

① 따뜻히 해주는 부위

선골 (仙骨)
미골의 선단에
중지 끝이 다았을 때
손바닥에
해당하는 부분.
이 주변을
따뜻하게 해준다.

카이로(손난로)를 사용하면 편리

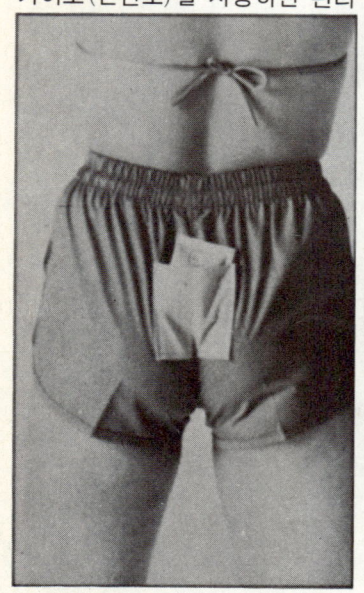

속옷의 선골이 해당하는 부분에 작은
주머니를 만들고 작은 카이로를 (손난로
넣어서 계속 따뜻하게 해주는 것도 좋다.

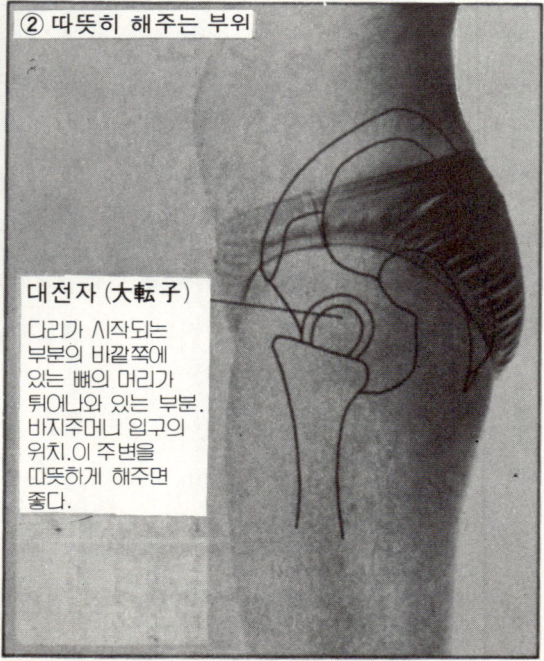

② 따뜻히 해주는 부위

대전자 (大転子)
다리가 시작되는
부분의 바깥쪽에
있는 뼈의 머리가
튀어나와 있는 부분.
바지주머니 입구의
위치.이 주변을
따뜻하게 해주면
좋다.

1 마사지로 치료한다

위장의 기능을 높이고 변통(便通)을 좋게 한다

몸의 어딘가에 이상(異常)이 있으면 체표(體表)에 그 반응이 나타나고, 반대로 반응이 나타나고 있는 곳을 자극해 주면 증상이 개선되며 병의 치료에 효과가 있는 것이 옛날부터 알려져 왔다. 이 일은 이미 수천 년 이상이나 전부터 알려지고 있으며, 동양의학에서는 침구(鍼灸) 등 '급소 요법'으로서 오늘날에 전해지고 있다.

이 방법이 민간요법의 하나로 세계 각지에도 전해져 있는 듯하며, 근년에 이르러서는 구미 각국에서도 똑같은 연구가 적극적으로 행해지게 되었다. '반사요법', '결합직(結合織) 마사지' 등으로 불리는 것이 그것으로, 지금은 의료에 성대히 도입되고 있다.

그 중에서 치질의 치료에 응용되고 있는 방법을 몇 개인가 소개하겠다.

안쪽 복숭아뼈 주변의 마사지

안쪽 복숭아뼈의 주변은 대퇴부(大腿部), 고관절(股関節), 항문 주변, 골반내, 요추(腰椎) 등에 이상이 있을 때에 반응이 나타나는 장소이며, 이상이 있으면 그 주변이 부어올라서 부석부석해지고, 정맥이 떠서 푸르게 보이거나 한다. 여성의 경우에는 생리 무렵에

40

이러한 반응이 나타나는 분도 적지 않다고 생각한다.

치질의 징후가 있는 사람도 이와 똑같으며, 안쪽 복숭아뼈의 주변에 부기나 피부색의 변화가 나타나기 쉽다. 이 부분을 잘 자극하면 치질의 증상이 좋아지며, 병상(病狀)도 개선된다.

발목 위를 손으로 잡고 엄지의 배로 안쪽 복숭아뼈의 주변을 빙빙 전후로 돌리면서 마사지한다. 피부에 주름이 접힐 정도로 강하게 행하는 것이 요령이다.

발바닥 반응대의 마사지

발바닥에는 온몸의 장기(臟器)와 조직의 반응이 나타난다. 다음 페이지의 사진을 보면 알 수 있듯이 양발바닥을 세우고 정면에서 봤을 때, 인체를 정면에서 봤을 때와 같은 위치에 각 장기의 상태가 나타나며, 거기를 자극함으로써 치료 효과가 나타난다.

치질이라는 것은 장(腸)의 종점에 해당하는 항문의 병이므로 소장과 대장(상행결장에서 직장)의 반응대로 자극한다. 또한 요추, 선골, 미골의 반응대를 자극하는 것도 중요하다. 뒤꿈치에서 발바닥의 장심(掌心)에 걸쳐서와 발의 안쪽 가장자리를 잘 자극한다.

책상다리를 하거나 의자에 앉아서 무릎 위에 반대쪽 발을 얹고 양손의 엄지로 잘 주물러 풀어준다.

수세미와 브러시 등으로 두드리거나, 대나무 밟기로 똑같은 곳을 자극하는 것도 좋을 것이다.

안쪽 복숭아뼈의 주위, 뒤꿈치, 발바닥의 패인 곳, 다리 안쪽 가장자리를 잘 주물러 풀어준다.

● 능숙한 다리의 마사지 방법 ●

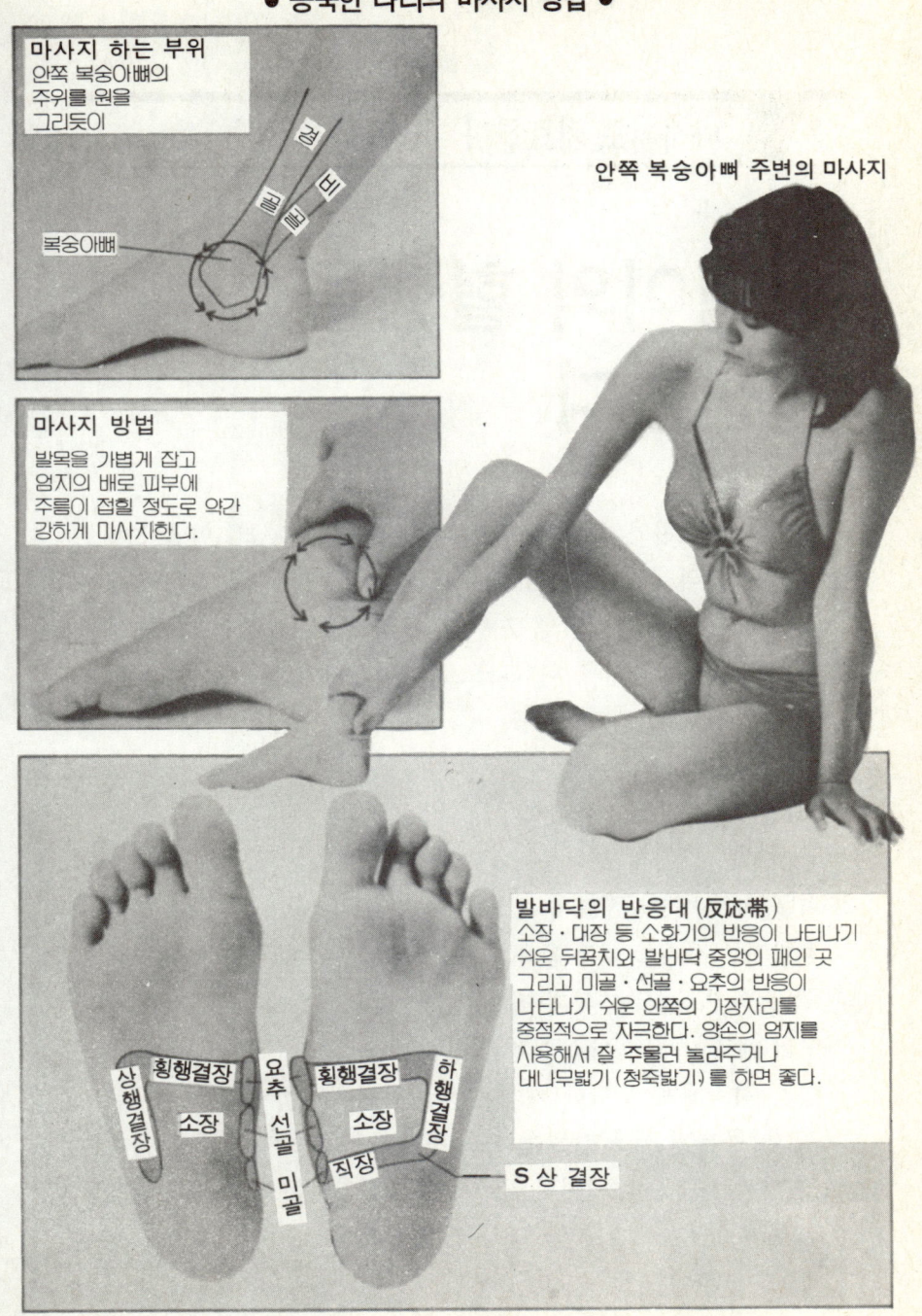

마사지 하는 부위
안쪽 복숭아뼈의
주위를 원을
그리듯이

복숭아뼈

경 비 골

안쪽 복숭아뼈 주변의 마사지

마사지 방법
발목을 가볍게 잡고
엄지의 배로 피부에
주름이 접힐 정도로 약간
강하게 마사지한다.

발바닥의 반응대 (反応帯)
소장·대장 등 소화기의 반응이 나타나기
쉬운 뒤꿈치와 발바닥 중앙의 패인 곳
그리고 미골·선골·요추의 반응이
나타나기 쉬운 안쪽의 가장자리를
중점적으로 자극한다. 양손의 엄지를
사용해서 잘 주물러 눌러주거나
대나무밟기 (청죽밟기) 를 하면 좋다.

상행결장
횡행결장
요추
선골
미골
소장
하행결장
횡행결장
소장
직장
S 상 결 장

2　마사지로 치료한다

엉덩이의 혈행을 개선한다

발바닥과 마찬가지로 체간(體幹)의 배면(등, 허리, 엉덩이)에도 전신의 장기와 조직의 반응이 나타나는 부분이 있으며, 자극하는 것에 의해서 증상을 개선할 수가 있다. 치질의 경우에는 미골, 선골, 요추의 부근에 반응이 잘 나타나므로 그 부분을 정성들여 마사지하도록 한다.

마사지의 포인트

마사지는 남에게 부탁하는 편이 효과적으로 자극이 가해지지만 요령을 익히면 혼자서도 능숙하게 할 수 있게 된다.

혼자서 마사지할 때는 몸을 옆으로 하고 누워서 측와(側臥), 위로 된 쪽 손의 가운데손가락과 집게손가락 혹은 가운데손가락과 넷째손가락의 배로 밑에서 위로 문질러 올라간다.

다른 사람에게 부탁할 때에는 엎드려 눕고, 마사지하는 사람은 그 옆에 무릎을 세우고 앉는다. 마찬가지로 손가락의 배로 문지른다. 혼자서 할 때는 아래에서 위로 문질러 올라가는 편이 하기 쉬우므로 그렇게 설명하고 있지만, 남이 마사지할 때는 위에서 아래를 향해서 해도 상관없다.

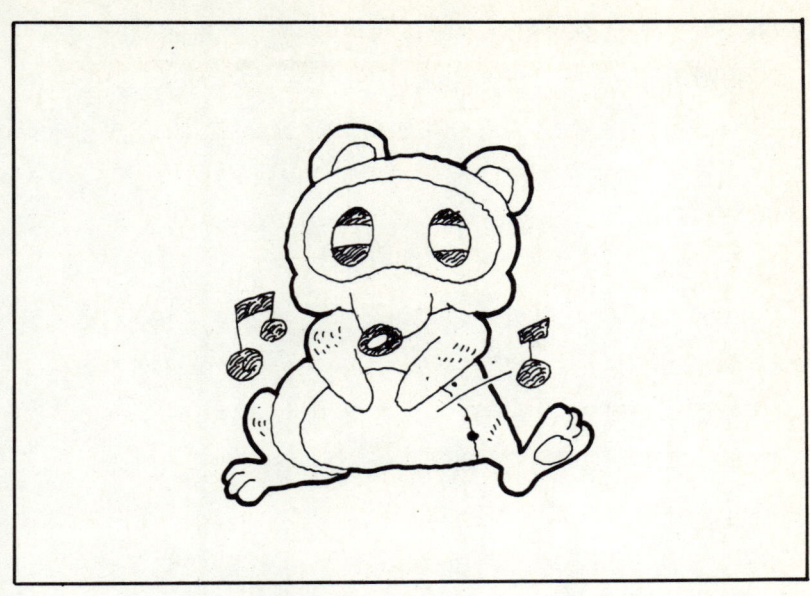

자극하는 강도는 피부에 주름(피부파(皮膚波)라고 한다)이 지게 하고, 그 주름을 없어지지 않도록 세게 문질러 올리는 것이 요령이다.

마사지하는 부위와 그 진행법

① 손을 뒤로 돌리고 다리가 시작되는 안쪽 허벅지의 중앙에서 약간 후방(後方)을 만지면 딱딱한 뼈(좌골)가 발견된다. 그 안쪽에서 좌골과 항문의 사이를 위쪽을 향해 문질러 올린다. 치질이 악화된 사람은 좌골 주변을 누르면 통증을 느낄 터이므로 그 부분을 정성껏 자극한다.

② 미골(尾骨)까지 왔으면 약간 바깥쪽으로 구부려서 골반의 후면(後面)에 있는 돌출부, 상후장골극(上後腸骨棘)을 향해 매만져 올리고, 거기에서 골반과 등골을 연결하는 뼈의 돌출부(제5요추극돌기)로 진행한다.

③ 재차 미골로 되돌아와 선골을 똑바로 위로 향해 제5요추극돌기까지 문질러 올린다.

④ 다음에 골반의 위 가장자리를 따라서 요골(腰骨) 앞의 돌출부(상전장골극 ; 上前腸骨棘)으로 진행하고, 다시 대전자(大轉子 ; 바지의 옆주머니의 입구가 위치하는 뼈의 돌출부)의 부분을 빙글 돌린다.

⑤ 다시 제5요추극돌기에서 이번에는 등골의 옆을 위로 향하고, 늑골에 이르러서는 그 아래 주변을 따라서 명치의 앞까지 문지른다.

⑥ 이것이 끝났으면 좌우를 교대로 똑같이 마사지한다.

⑦ 남에게 부탁할 때에는 좌우를 동시에 행해도 상관없다.

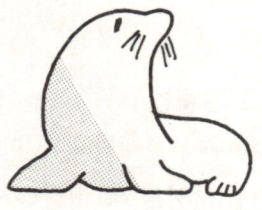

**엉덩이에서 허리, 등, 늑골의 아래 가장자리에 걸쳐
손가락의 배를 사용해 강하게 문질러 올린다.**

●엉덩이에서 허리에 걸친 마사지 ●

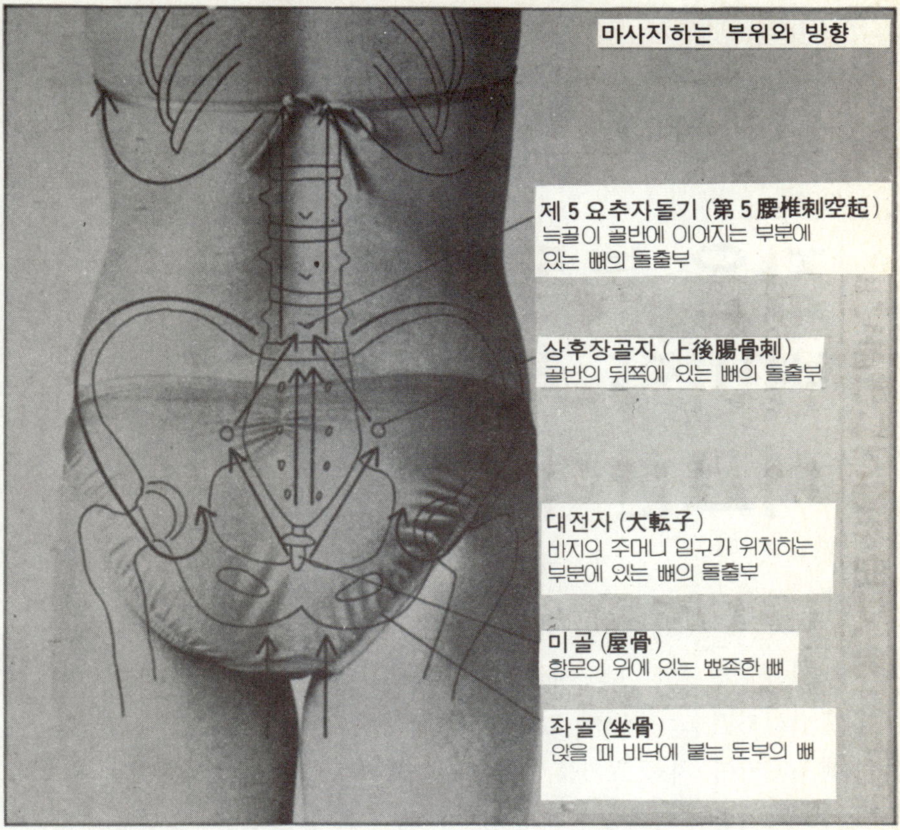

마사지하는 부위와 방향

제 5 요추자돌기 (第 5 腰椎刺空起)
늑골이 골반에 이어지는 부분에
있는 뼈의 돌출부

상후장골자 (上後腸骨刺)
골반의 뒤쪽에 있는 뼈의 돌출부

대전자 (大転子)
바지의 주머니 입구가 위치하는
부분에 있는 뼈의 돌출부

미골 (尾骨)
항문의 위에 있는 뾰족한 뼈

좌골 (坐骨)
앉을 때 바닥에 붙는 둔부의 뼈

타인이 해줄 때

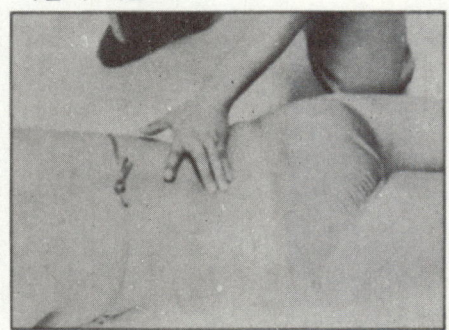

마사지를 받는 사람은 엎드려 눕고
마사지하는 사람은 엎드려 무릎을 세우고 그 옆에
앉는다. 피부에 주름이 잡힐 정도로 강하게
문질러 올린다.

혼자서 할 수 있는 마사지

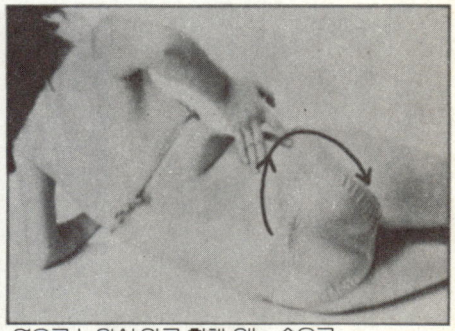

옆으로 누워서 위로 향해 있는 손으로
마사지한다. 손가락 끝으로 주름이 잡힐 정도로
강하게 문지르는 것이 요령.
― 대로 끝났으면 역방향으로 눕고 반대쪽을
마사지한다.

3 마사지로 치료한다

장을 북돋워서 변비와 치질을 치료한다

배의 마사지는 장(腸)을 생리적(生理的)으로 움직이는 일에 의해 장의 운동을 촉진하고, 치질의 큰 적인 변비를 개선한다. 장의 기능이 활발해지면 그 말단에 있는 항문에도 자극이 미쳐 치질의 증상을 완화시키며, 치료 효과를 높힐 수 있다.

마사지할 때는 반듯하게 누워서 무릎 아래에 방석이나 쿠션을 대고 무릎을 구부린다. 이렇게 하면 배의 긴장이 느슨해져서 자극효과가 높아진다.

① 회전 마사지

좌우의 손바닥으로 배꼽 주변을 마사지한다. 피부에 주름이 약간 접히는 정도로 가볍게 문지른다.

② 옆 문지르기 마사지

좌우의 손바닥으로 배꼽과 그 아래 위를 옆으로 문지른다. 가볍게 주름이 질 정도로 문지르는 것이 요령이다.

이상의 두 가지는 대장에 자극을 가하기 전에 행하는 준비 마사지 이다.

③ 배 쥐어짜기 마사지

요골 전면의 둥글둥글한 부분에서 아랫배를 향해서 손 끝으로 짜들어가듯이 강하게 누르면서 마사지한다.

④ 노 젓기 마사지

좌우 손가락을 겹쳐 손바닥으로 만곡(湾曲)을 만든다. 그중에 복직근(腹直筋)을 넣어서 겨드랑이 부분 (수근 ; 手根)에서 좌우로 반죽하듯이 움직인다. 배의 노를 젓듯이 하며, 장(腸) 전체를 움직인다는 생각으로 마사지한다. 배가 기분 좋아지며, 머지 않아 장이 움직이기 시작하는 것을 느낄 수 있을 것이다.

⑤ 찻종[茶碗] 마사지

뜨거운 물을 마시는 찻종을 식지 않도록 따뜻하게 해서 배꼽의 바로 위에 덮어둔다. 찻종을 조금씩 기울이듯이 하며 시계바늘 방향으로 회전시키면서 배꼽의 주변에 압력을 가한다. 손잡이가 달린 맥주잔이나 차통 등 적당한 크기의 원통형의 물건이라면 무엇을 이용하든 상관없다. 손바닥으로 공기 형태를 만들며 마사지해도 좋을 것이다.

배꼽과 그 주변은 자율신경과 깊은 관계가 있는 부분으로, 자극을 하면 자율신경의 기능이 정상화된다.

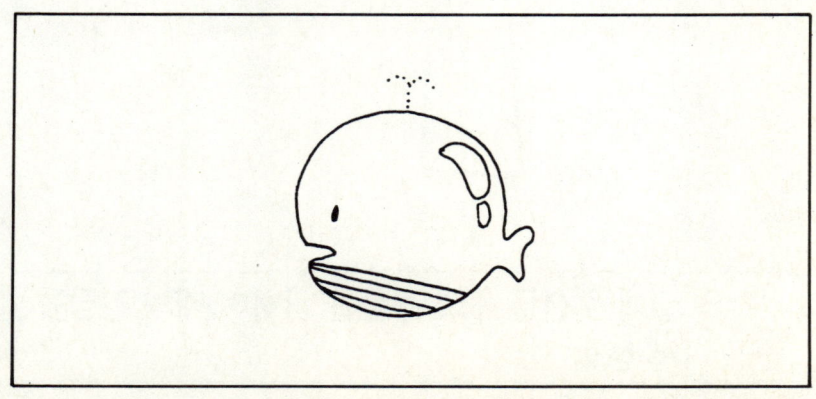

⑥ 배 두드리기 마사지

오른 손으로 요골 앞쪽의 튀어나온 곳인(상전장골극 ; 上前腸骨棘)에서 배꼽을 향해 피부를 잡아당기고, 땡기는 상전장골극의 안쪽 피부를 반대쪽 손 끝으로 통통통, 하고 배에 울릴 정도의 세기로 두드려 준다. 대장의 주름에 쌓인 변을 두드려서 떨어뜨리는 효과가 있다.

이상이 한 차례 끝났으면 ①의 회전 마사지를 행하고 끝마친다.

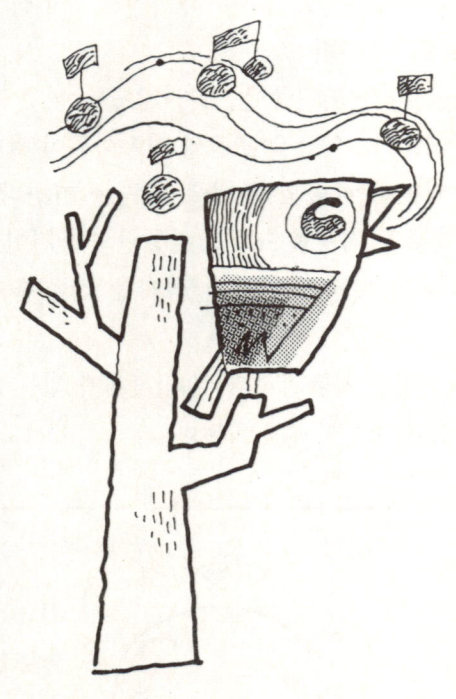

허리 밑에 쿠션을 두고 무릎을 굽히며 배의 긴장을 풀고 나서 행할 것.

●①배의 기능을 좋게하는 마사지●

마사지할 때의 자세

무릎 위에 방석이나 쿠션을 대고 무릎을 굽히면
배의 긴장이 느슨해져서 효과가 높아진다.

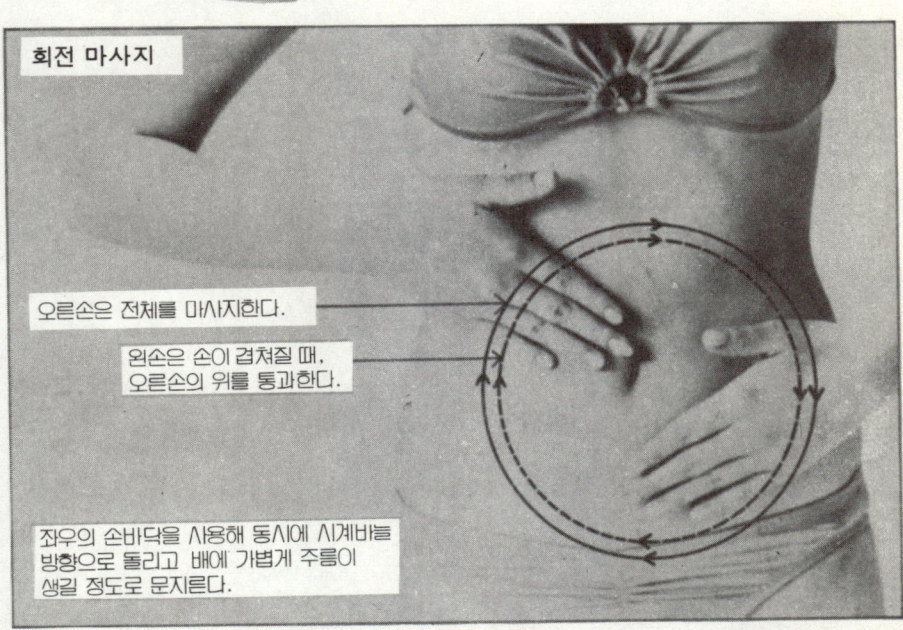

회전 마사지

오른손은 전체를 마사지한다.

왼손은 손이 겹쳐질 때,
오른손의 위를 통과한다.

좌우의 손바닥을 사용해 동시에 시계바늘
방향으로 돌리고 배에 가볍게 주름이
생길 정도로 문지른다.

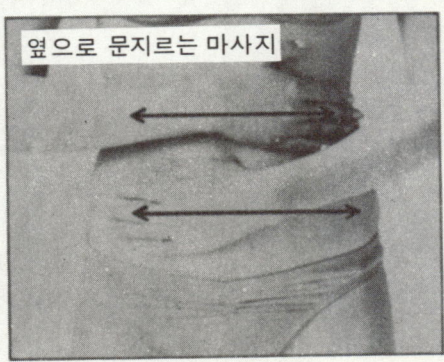

옆으로 문지르는 마사지

좌우의 손바닥을 배꼽 위아래에 대고
손바닥 전체를 좌우로 가볍게 마사지.
스치는 정도의 강도로

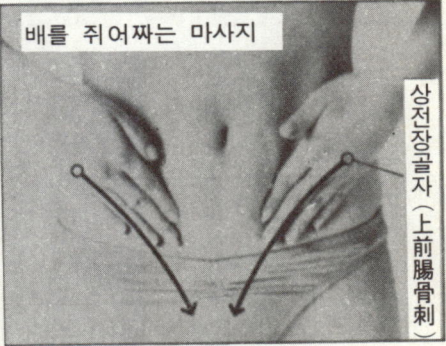

배를 쥐어짜는 마사지

상전장골자 (上前腸骨刺)

요골의 앞쪽뼈가 튀어나온 곳에서
아랫배 (치골:恥骨)를 향해서 쥐어짜듯이
강하게 누르면서 마사지한다.

●②배의 기능을 좋게하는 마사지 ●

마사지하는 부위

복직근의 양쪽을 조금씩 손을
비키면서 배꼽 위에서 아래까지

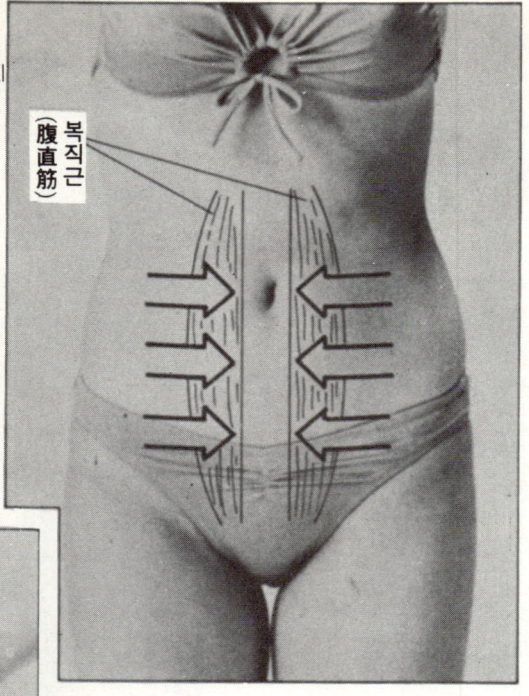

노젓기 마사지법

복직근의 양쪽에 손을 대고 중앙을
향해서 좌우 교대로 반복하듯이 마사지한다.

손의 움직임을 위에서 보면

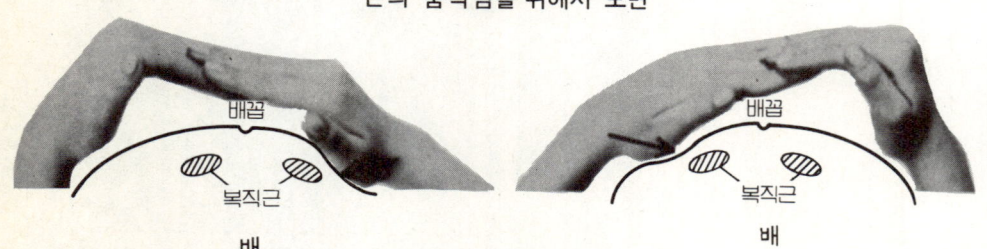

손으로 복직근을 측면에서 누른다.

●③배의 기능을 좋게하는 마사지 ●

마사지 하는 부위

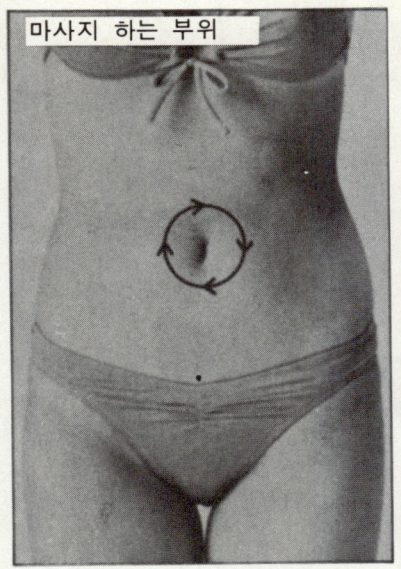

배꼽의 주위 반드시 시계바늘 방향으로
회전시킨다.

찻종 마사지

배꼽의 바로 위에 물마시는 찻종을 엎어 두고
시계바늘 방향으로 회전시키면서 압력을 가한다.

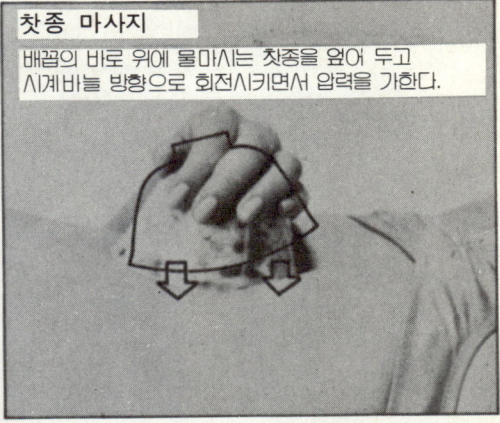

손바닥으로

손바닥으로 주발 모양을
만들고 눌러도 좋다.

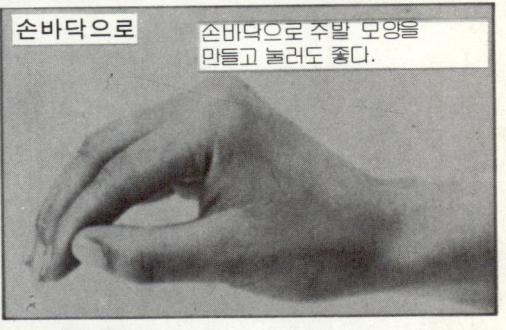

배두드리기 마사지

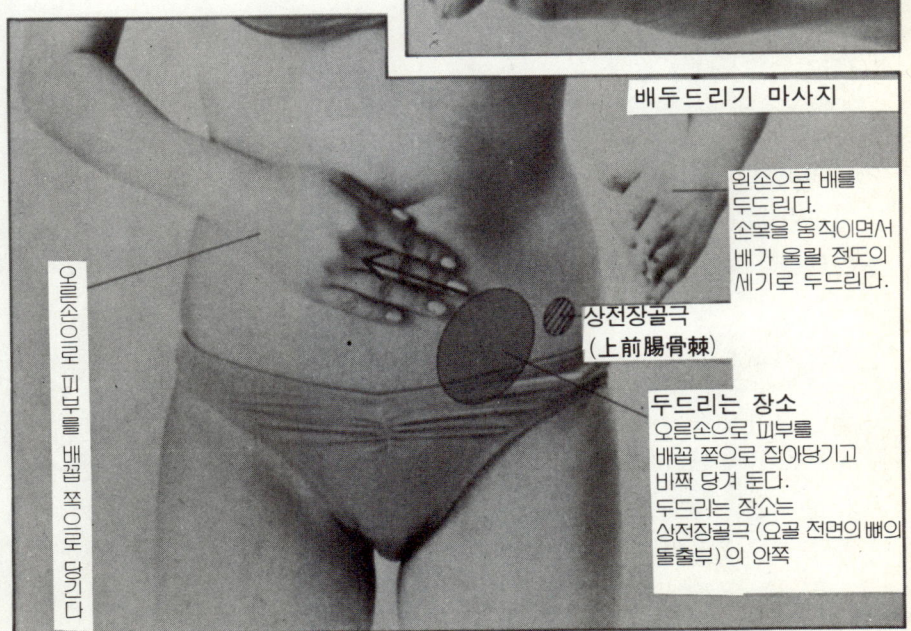

오른손으로 피부를 배꼽 쪽으로 당긴다

왼손으로 배를
두드린다.
손목을 움직이면서
배가 울릴 정도의
세기로 두드린다.

상전장골극
(上前腸骨棘)

두드리는 장소
오른손으로 피부를
배꼽 쪽으로 잡아당기고
바짝 당겨 둔다.
두드리는 장소는
상전장골극(요골 전면의 뼈의
돌출부)의 안쪽

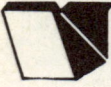 지압으로 치료한다

특효 급소는
머리와 팔에 있다

급소 자극으로 고칠 수 있는 치질이란

급소요법은 치질의 증상을 편히 함과 동시에 증상을 개선하는 효과가 있다. 그러나 이것만으로 어떠한 치질이든지 낫는 것은 아니다.

치루(痔瘻)는 수술을 하지 않으면 고칠 수가 없다. 탈출을 반복하고 좀처럼 되돌아가지 않는 3～4도의 내치핵(內痔核)이나 항문 열항 중에서도 상처가 오래되어서 궤양화되고, 항문이 좁아진 것은 급소요법만으로 고치기가 곤란하다.

지압과 뜸 등 급소요법을 행할 때에는 그 한도를 미리 알고 있지 않으면 안된다. 치핵이나 항문 열항은 초기라면 급소 요법이 효과를 발휘한다. 증상이 없어질 뿐만 아니라 병 그 자체가 좋아질 수도 있다.

이에 비해 치루나 진행된 치핵, 항문 열항은 언제까지나 급소 요법에 달라붙어 있지 말고 빨리 의사의 치료를 받아서 완전히 하는 것이 득책이다. 물론 중증(重症)의 치질에 대해서 급소 요법이 전혀 효과가 없다는 것은 아니다. 응급조치로서 괴로운 증상을 편히 할 수가 있을 뿐만 아니라 수술 뒤의 회복을 빨리 하거나 재발을 예방하는 효과를 기대할 수 있다.

치질의 명혈은 백회(百會)와 공최(孔最)

치질의 치료에 자주 사용되는 급소가 '백회(百會)'와 '공최(孔最)'이다. 어느 것이든 아주 잘 듣는 급소로 알려져 있고, 치질의 명혈이라고 되어 있다.

백회는 머리의 정점(頂点)에 있으며, 귀를 앞으로 접어 구부렸을 때에 생기는 귀의 뾰족한 선단에서 똑바로 위로 더듬어 올라간 선과 미간의 중앙에서 머리 위에 그은 선이 교차하는 점에 있다. 손가락 끝으로 누르면 가벼운 통증을 느끼므로 알 수 있다.

백회는 손가락으로 눌러도 상관없지만, 그것보다는 오히려 매일 아침 머리를 빗을 때에 헤어 브러시로 두드려서 자극할 것을 권한다. 이것이라면 손쉽게 할 수 있으며, 자극이 급소를 벗어나는 일이 없을 뿐만 아니라 매일 잊지 않고 실행할 수 있다.

공최는 팔꿈치의 바깥쪽 근육에서 손가락 폭 4개 만큼 손목쪽의 높이로, 팔의 중앙에서 손가락 폭 1개 만큼 엄지쪽에 있다. 이 근처에는 그밖에도 곡지(曲池)와 극문(郄門) 등 치질의 치료에 이용되는 급소가 있으므로 함께 자극하면 좋을 것이다. 자극방법은 성냥개비나 이쑤시개를 엄지손가락과 가운데손가락의 배로 끼워서 잡고, 끝을 내밀어 아프지 않을 정도로 급소를 두드려 자극한다.

이 백회와 공최는 치질 치료의 기본이 되므로 치질을 앓고 있는 사람은 항상 자극하도록 하자.

머리의 정수리를 브러시로 두드리고, 팔꿈치 주변을 성냥개비로 가볍게 자극한다.

●머리와 팔의 급소 자극법●

백회 찾는 법

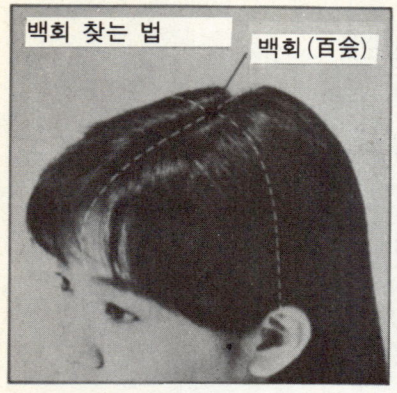

백회 (百会)

귀를 접어 구부렸을 때 생기는 선단에서
똑바로 위로 올라간 선과 미간의 중앙에서
머리위로 끌어올린 선.
정중선이 교차하는 부분

백회를 브러시로 두드리기

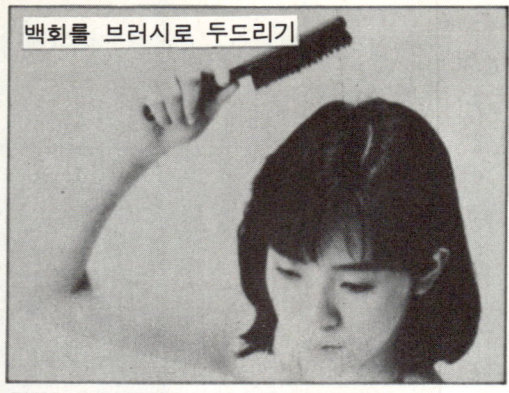

머리의 정수리에 있는 급소 백회의 주변을
헤어 브러시로 정성껏 두드린다.

성냥개비를 사용한 팔의 급소자극

성냥개비 잡는 법

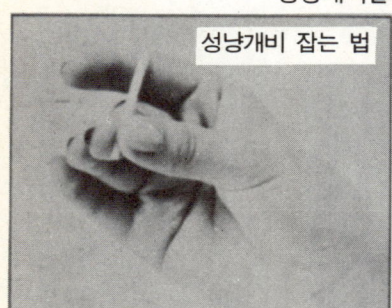

성냥개비 (이쑤시개라도 좋다) 를 엄지와
중지로 잡고 아프지 않을 정도로 끝을 내서
잡는다.

팔의 급소 찾는 법

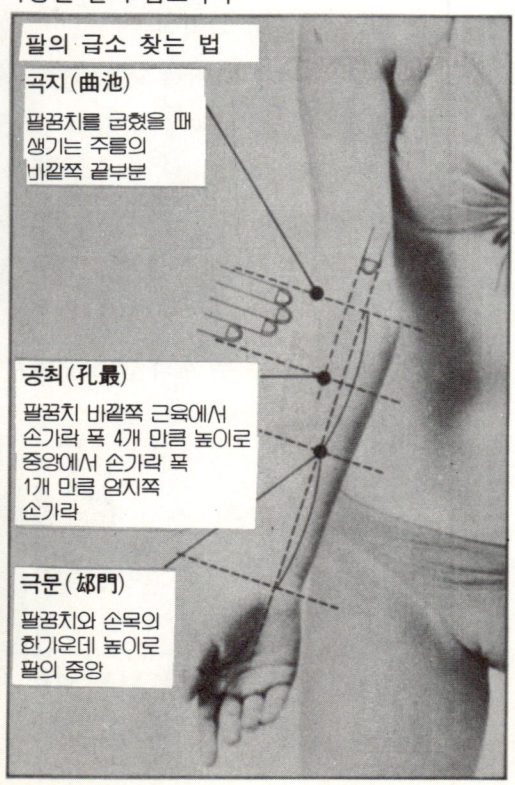

곡지 (曲池)

팔꿈치를 굽혔을 때
생기는 주름의
바깥쪽 끝부분

공최 (孔最)

팔꿈치 바깥쪽 근육에서
손가락 폭 4개 만큼 높이로
중앙에서 손가락 폭
1개 만큼 엄지쪽
손가락

극문 (郄門)

팔꿈치와 손목의
한가운데 높이로
팔의 중앙

자극하는 방법

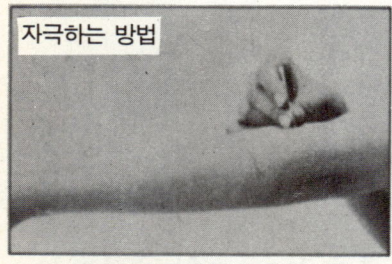

성냥개비의 끝으로 급소 부분을 가볍게
두드려서 자극한다. 아프지 않도록 끝이
나오는 부분을 조절한다.

2 지압으로 치료한다

엉덩이의 울혈을
제거하는
다리의 지압

치질 중에서 가장 많은 것이 혈액의 울체가 원인이 되어 일어나는 '치핵(痔核)'이다. 치핵의 치료와 예방에는 항문 주변의 혈행을 좋게 하는 것이 무엇보다도 중요하다.

급소 요법은 왜 이치에 맞는 것인가

동양의학의 급소 요법에서는 치질의 치료에 '삼음교(三陰交)'와 '혈해(血海)'라는 두 개의 급소를 자주 이용한다. 이것은 어느 것이든 비경(脾經)이라고 불리는 경락(經絡 ; 체내를 달리는 네트워크)에 속하며, 음식물의 소화흡수와 함께 혈액의 조절도 행하고 있다. 게다가 삼음교와 혈해는 비경 중에서도 혈액의 정체인 '어혈(瘀血)'을 개선하는 특효혈이라고 되어 있다.

이 삼음교와 혈해를 자극하고 혈액순환을 좋게 해서 치질을 치료한다는 것은 현대 의학적으로 보더라도 이치에 맞는 요법이라고 할 수 있다.

또한 혈해와 나란한 위치에 있는 양구(梁丘)라는 급소는 치질의

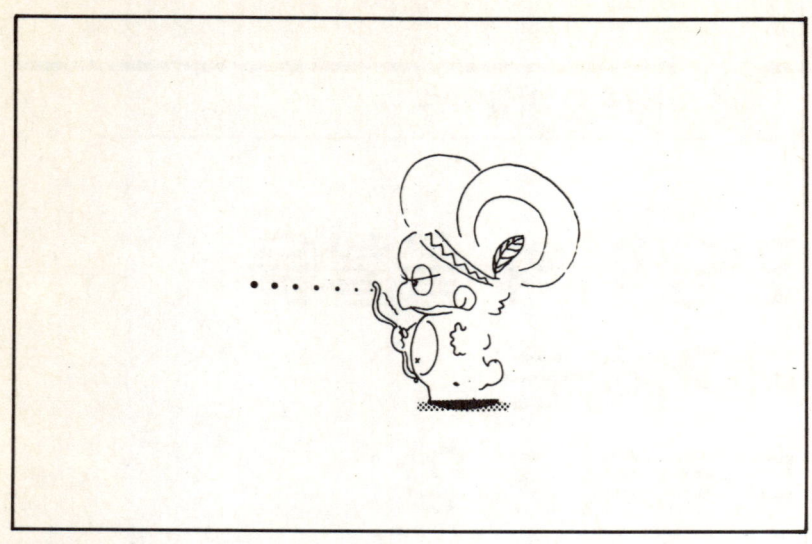

출혈을 멈추고 통증을 약화시키는 작용이 있으므로 함께 자극하면 좋을 것이다.

경골(脛骨) 뒤가장자리의 마사지

삼음교는 안쪽 복숭아뼈의 중앙에서 손가락 폭 4개 만큼 위의 높이로, 경골(정강이뼈)의 뒤가장자리에 있다. 이 급소만을 지압하는 것도 좋지만,‘ 경골의 뒤가장자리를 따라서 달리는 비경과 그 위에 있는 급소도 아울러 자극하면 보다 효과적이다.

① 우선 손바닥으로 발목을 전방(前方)에서 잡고, 엄지손가락을 안쪽 복숭아뼈의 뒤가장자리(아킬레스건쪽)에 둔다.

② 그 손가락의 배로 경골(脛骨)의 뒤가장자리를 위쪽을 향해서 어루만져 올라간다.

③ 무릎 아래에서 막다른 부분[음릉천(陰陵泉)이라는 급소]까지 달하면 이번에는 거꾸로 발목을 향해서 어루만져 간다.

피부에 주름이 질 정도로 강하게 문지르는 것이 요령이다.

지압 방법

혈해(血海)는 무릎의 혈(血 ; 슬개골)의 안쪽 상각에서 손가락 폭 3개 만큼 위로 올라간 부분에 있다. 혈액의 정체를 개선하는 일 외에 여성의 요통, 아랫배의 당김, 무릎 통증에 효과가 있는 급소이다.

양구(梁丘)는 무릎의 혈(슬개골)의 바깥쪽 상각에서 손가락 폭 3개 만큼 위에 있다. 위장(胃腸)에서의 출혈과 통증을 멈추는 효과가 있는 급소로, 항문에서의 출혈과 통증에도 효과가 있다.

어느 급소든지 엄지의 배를 사용하고, 기분좋게 통증을 느낄 정도의 세기로 지압한다.

또 앞 페이지에서 소개한 성냥개피로 자극하는 것도 좋을 것이다.

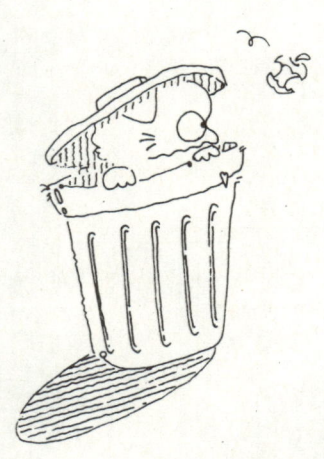

경골의 뒤가장자리를 복숭아뼈에서 무릎까지 위아래로 마사지하고, 무릎 위를 지압한다.

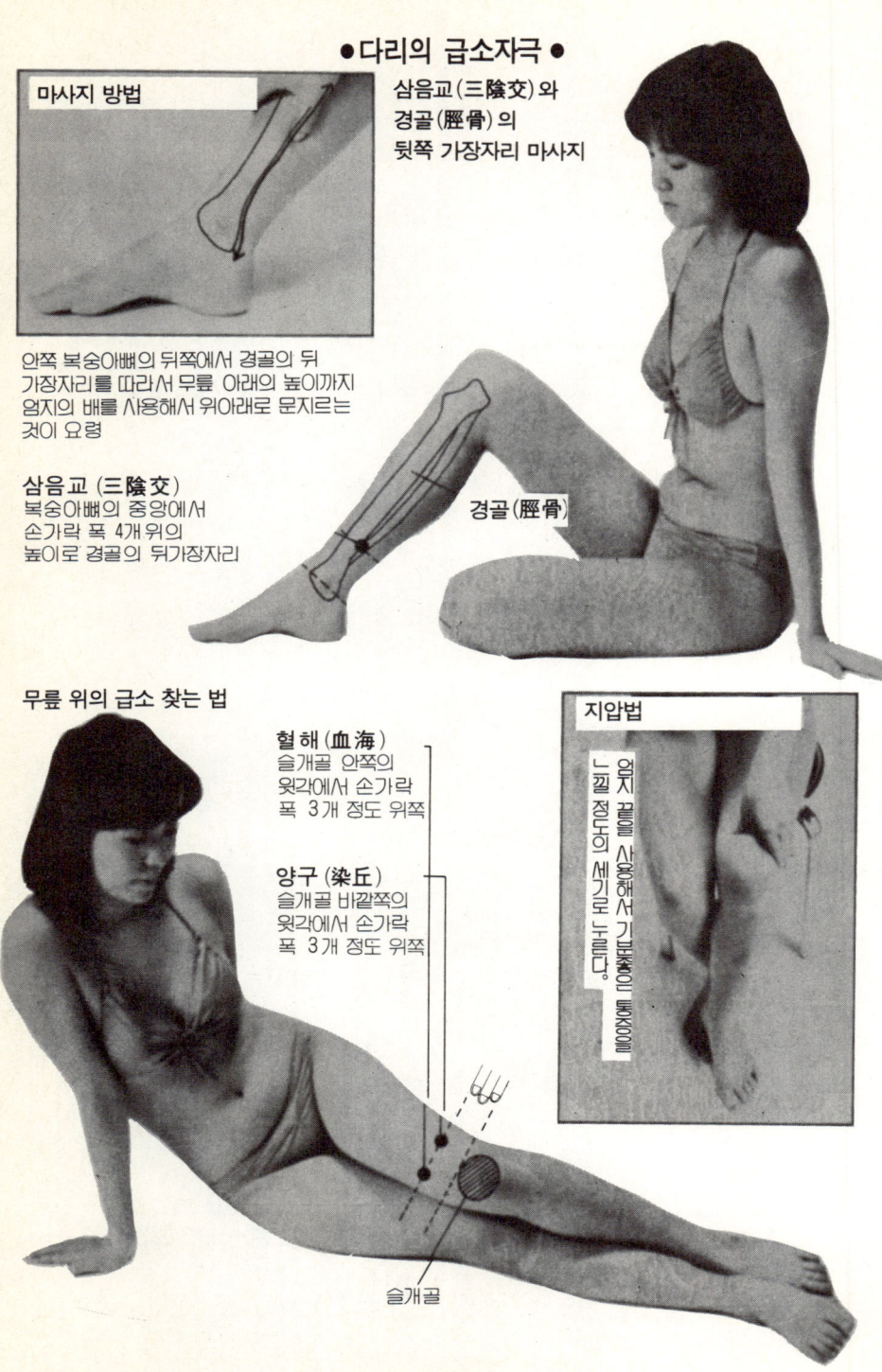

●다리의 급소자극 ●

삼음교(三陰交)와
경골(脛骨)의
뒷쪽 가장자리 마사지

마사지 방법

안쪽 복숭아뼈의 뒤쪽에서 경골의 뒤
가장자리를 따라서 무릎 아래의 높이까지
엄지의 배를 사용해서 위아래로 문지르는
것이 요령

삼음교 (三陰交)
복숭아뼈의 중앙에서
손가락 폭 4개 위의
높이로 경골의 뒤가장자리

경골(脛骨)

무릎 위의 급소 찾는 법

혈해(血海)
슬개골 안쪽의
윗각에서 손가락
폭 3개 정도 위쪽

양구 (染丘)
슬개골 바깥쪽의
윗각에서 손가락
폭 3개 정도 위쪽

지압법

엄지 끝을 사용해서 가볍게 느낄 정도의 세기로 누른다.

슬개골

증상을 근본부터 개선하는 지압

등골의 선골과 그 주변은 치질의 급소요법을 행할 때에 아주 중요한 포인트이다. 선골에는 팔료혈(八髎穴)이라고 불리는 4대 8개의 급소에 있는 것 외에 주변에는 대장유(大腸兪), 소장유(小腸兪), 방광유(膀胱兪), 장강(長強) 등 중요한 급소가 몇 개인가 있다.

선골을 브러시로 두드리기

가운데손가락 끝을 미골의 선단에 두었을 때, 대개 손바닥이 해당하는 위치에 있는 것이 선골(仙骨)이다. 여기를 자극하려면 앞에서 설명한 '따뜻하게 하는 법', '마사지', '지압' 등 여러 가지 방법이 있지만, 여기에서는 누구나 간단히 할 수 있는 '브러시로 두드리기'를 소개하겠다.

브러시는 털이 약간 단단한 것(솔이라도 좋다)을 선택한다. 이 브러시로 선골의 주변을 통증을 약간 느낄 정도의 세기로 구석구석까지 두드린다. 가능하면 목욕할 때마다 행하도록 하자.

선골과 그 주변에 있는 중요한 급소

선골에는 중심선을 끼고 좌우로 4개씩 구멍이 있다. 이 구멍 부분이 급소이며, 위에서부터 상료(上髎), 차료(次髎), 중료(中髎), 하료 (下髎)라고 한다. 모두 8개가 있으므로 8료혈이라고 부르며, 방광, 비뇨기, 성기(性器), 자궁, 결장(結腸), 직장 등 하복부에 있는 장기 와 관계가 있는 급소라고 되어 있다. 정력감퇴, 부인병, 비뇨기병 등 외에 설사, 변비, 치질 등의 치료에도 사용된다.

또한 선골 주변에 있는 대장유, 소장유, 방광유, 장강(長强)도 8 료혈과 마찬가지로 효과가 있다. 브러시로 그들 급소를 동시에 자극 함으로써 하복부에 있는 장기의 기능을 활발히 해주고, 치질과 변 비, 설사를 개선하는 일 외에 정력증강에도 효력이 있다고 말해진 다.

또 아까도 설명했듯이 선골의 8개의 구멍에서 자율신경이 나오고 있기 때문에 여기를 자극하면 자율신경의 기능이 조정되고, 하복부의 장기의 기능이 높아지는 것이라고 생각할 수 있다.

통증을 편히 하는 종아리의 급소

치질에 효과가 있는 급소를 하나 더 소개하겠다.

승산(承山)이라고 불리는 급소가 그것으로, 무릎 뒤의 근육과 복숭 아뼈 뒤와의 중간 높이에서 종아리의 한가운데에 있다. 아킬레스건을 위로 더듬어가면 하퇴(下腿)의 중앙에 발견된다. 종아리를 측면에서 잡듯이 해서 엄지 끝으로 지압한다. 통증이 심한 급소이므로 기분좋 을 정도의 세기로 눌러 주자. 치질 전반에 효과가 있으나, 아픈 치질 에는 특히 효과가 있다.

등골의 선골을 브러시로 정성껏 두드리고, 종아리의 뒤를 아프지 않을 정도로 누른다.

●허리와 다리의 자극법●

브러시를 사용한 자극법

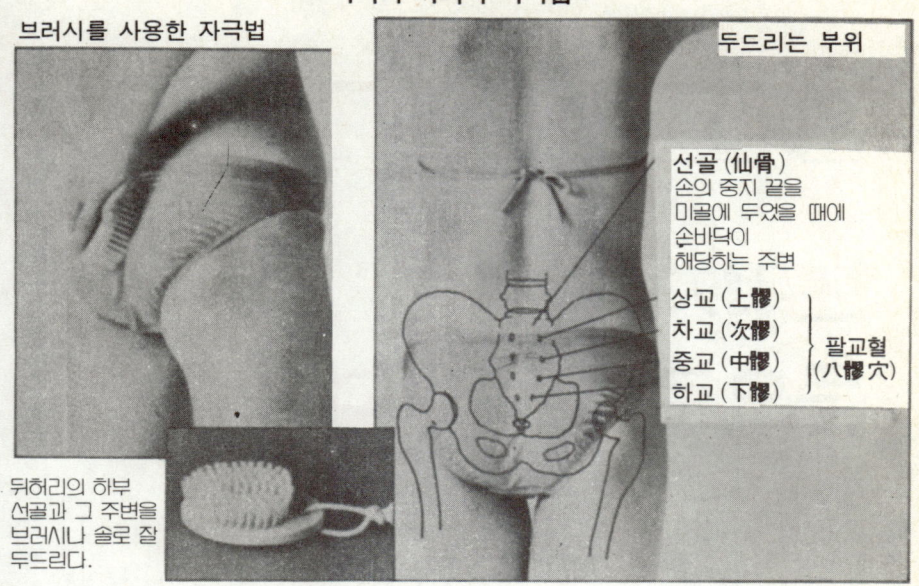

뒤허리의 하부
선골과 그 주변을
브러시나 솔로 잘
두드린다.

두드리는 부위

선골 (仙骨)
손의 중지 끝을
미골에 두었을 때에
손바닥이
해당하는 주변

상교 (上髎)
차교 (次髎)
중교 (中髎)
하교 (下髎)

} 팔교혈
(八髎穴)

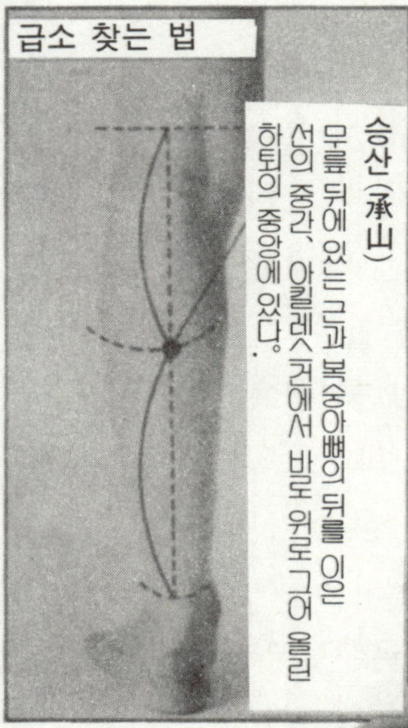

급소 찾는 법

승산 (承山)
무릎 뒤에 있는 근과 복숭아뼈의 뒤를 이은
선의 중간, 아킬레스건에서 바로 위로 그어 올린
하퇴의 중앙에 있다.

종아리의 급소 지압

종아리를 측면에서 집듯이
해서 엄지 끝으로 누른다. 원래
통증을 느끼기 쉬운
급소이므로 기분좋을 정도의
세기로 지압할 것

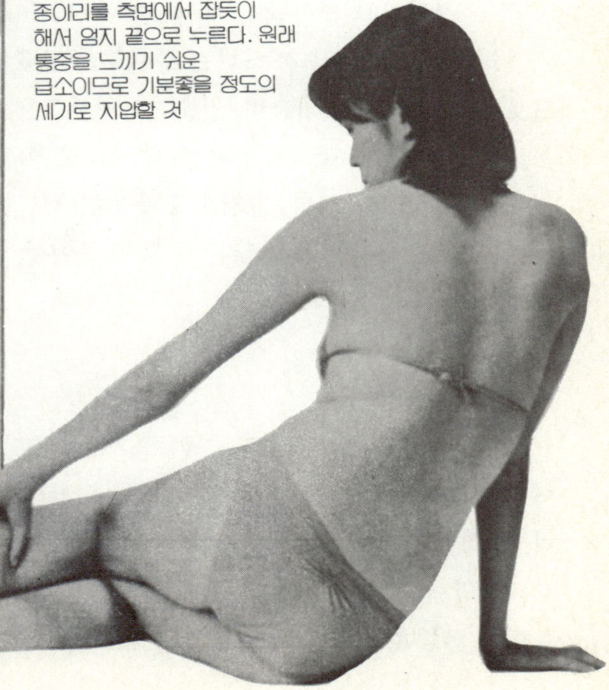

* 치질 치료법

뜨겁지 않은 뜸으로 치료한다

이상 이야기 한 치질에 효과가 있는 급소는 지압이나 성냥개피의 자극뿐만 아니라 뜸을 하면 치료효과가 한층 높아진다. 그러나 뜸이라고 하면 '뜨거운 것은 아무래도……'라든가 '흉이 남기 때문에……'라고 경원시하는 사람이 적지 않다.

뜸에는 2가지가 있다. 하나는 유흔구(有痕灸)라고 불리우는 방법으로 화상의 흔적이 남으며, 일순간이지만 뜨겁게 느낀다. 또 하나는 무흔구(無痕灸)라고 불리우며, 이름 그대로 흔적도 남지 않고 뜨거운 것을 참을 필요도 없다. 그것으로 충분히 효과가 있다.

여기에서는 이 뜨겁지 않은 무흔구 중에서 일반인에게도 손쉽게 가능한 방법을 소개하겠다.

배꼽의 소금뜸

배꼽 위에 5∼6cm 각으로 자른 한지를 얹고, 굵은 소금(합성품이 아닌 천연 소금)을 쌓은 위에 엄지의 머리 정도 크기의 약쑥을 둔다. 점화하면 열이 소금에 전해져 기분좋게 따뜻해진다. 열이 나기 시작하면 한지를 이동시킨다.

이 소금뜸은 그밖의 급소에 이용해도 좋지만, 배꼽에 행하는 것이 특히 효과적이다.

배꼽에는 신궐(神闕)이라고 불리는 급소가 있어서 정신이나 신경의 기능과 깊은 관계가 있다. 신궐과 그 주변을 소금뜸으로 따뜻이해서 자극을 가하면 정신상태가 안정되고, 신경의 기능도 순조롭게 되어서 체질에도 좋은 영향을 초래한다.

치질과 정신, 신경은 그다지 관계가 없는 것처럼 생각되지만, 반드시 그렇지는 않다. 치질 환자 중에는 신경질인 사람, 정신적 스트레스의 영향이 강한 사람이 있으며 정신적인 긴장이 항문 괄약근(括約筋)의 긴장을 높히고 있거나, 자율신경의 기능을 불안정하게 하여 치질에 악영향을 주고 있는 경우가 적지 않은 것이다. 이러한 사람들에게는 소금뜸이 특히 유효하다.

격물뜸(隔物灸)

약쑥과 피부와의 사이에 물건을 끼워서 뜸을 하는 방법으로 소금뜸의 하나이다. 가장 자주 이용되는 것은 마늘과 생강이다. 이것을 두께 2~3mm 정도의 얇게 썰기로 해서 급소에 두고, 그 위에 엄지의 머리 크기만한 약쑥을 얹어서 점화한다. 뜨겁다고 느끼거든 바로 제거해도 상관없다. 마늘과 생강의 유효성분이 피부에 전해져 효과가 한층 높아진다고 말해진다.

봉구(棒灸 ; 막대뜸)

굵은 봉상의 뜸에 점화해서 급소에 가까이 대고 뜨거워지면 멀리한다. 한 급소에 이것을 5~6회 반복한다.

배꼽 위에 한지를 대고 굵은 소금을 얹은 다음, 그 위에 쑥을 얹어서 뜸을 뜬다.

●손쉽게 할 수 있는 뜸의 여러가지 ●

배꼽의 소금뜸
한지를 배꼽 위에 놓고 굵은 소금을 쌓는다. 그
위에서 엄지손가락 크기의 약쑥을 얹고 점화한다.
뜨거워지면 한지를 이동시킨다.

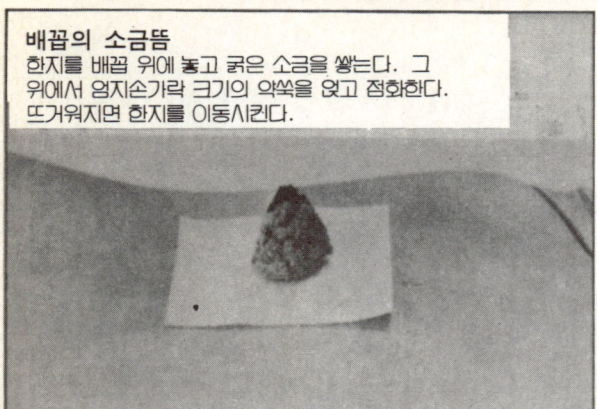

격물뜸에는 생강이나
마늘이 자주
사용된다.

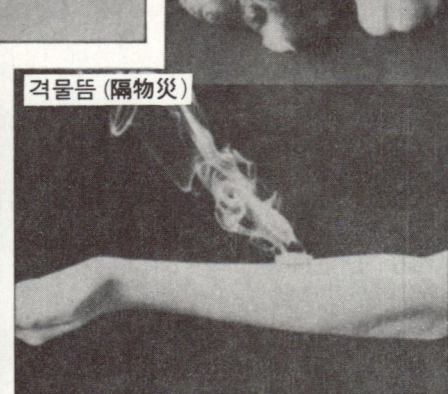

봉구(棒灸)

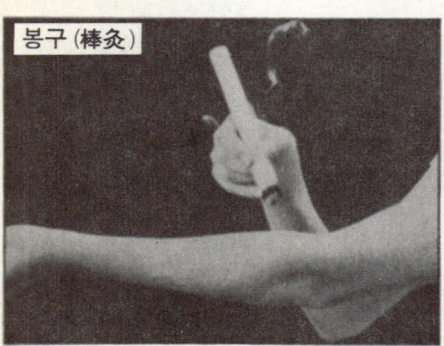

불이 붙은 봉구를 급소에 가까이 대고
뜨거워지면 멀리한다. 이것을 5~6회 반복한다.

격물뜸(隔物灸)

생강이나 마늘을 두께 2~3㎜ 정도로 얇게 썰어
급소 위에 놓고, 엄지손가락 크기의 약쑥을 그
위에 얹고 점화한다.

약쑥 사용법

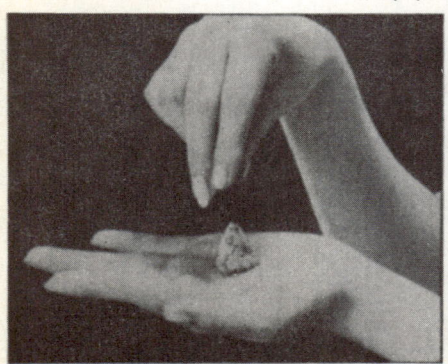

손 끝으로 잡고 피라밋형으로 만든다.

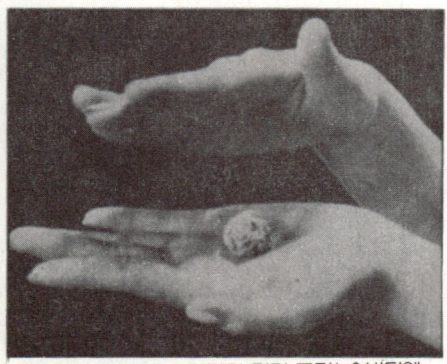

약쑥을 한 줌 (엄지손가락의 머리 크기) 손바닥에
얹고 둥글게 한다.

치질 치료법

호흡법으로 치료한다

복식호흡은 심신을 편하게 해주며 스트레스로 일어나는 여러 가지 병의 치료와 예방에 도움이 된다. 이것을 잘 행하면 치질의 치료와 예방에도 응용할 수가 있다.

항문의 긴장을 해소한다

항문 괄약근의 긴장이 심한 사람일수록 치질이 되기 쉽다고 말해진다.

이것은 근육이 강하게 조이고 있으면 혈액의 흐름이 정체되어 울혈을 일으키기 쉬우며 치핵(痔核)이 되기 쉽기 때문이다. 항문 열항(肛門裂肛)도 마찬가지로 괄약근이 경련하면 통증을 일으켜 낫는 것을 악화시켜 버린다. 항문 열항의 치료에는 괄약근의 긴장을 늦추는 일이 가장 중요하다. 치루(痔瘻)가 남성에게 많은 것도 괄약근의 긴장이 심하며 항문 내압이 높아지기 때문이라고 말해지고 있다.

항문 괄약근의 긴장을 해소하는 일이 얼마나 중요한가를 이것으로 알 수 있을 것이다.

그러나 거꾸로 항문 괄약근이 너무 느슨해도 치핵의 탈출과 탈항(脱肛)을 일으키는 원인이 된다. 이러한 때는 괄약근을 단련하고 조임을 좋게 하는 것이 중요하다.

호흡법을 응용하면 이 항문 괄약근의 지나친 긴장과 이완의 어느 경우든 정상적인 상태로 되돌릴 수가 있다.

지압효과도 기대할 수 있는 간단한 복식호흡법

① 똑바로 서서 양손의 손끝을 겹치고 배꼽에서 손가락 폭 2개 만큼 바로 아래에 있는 '기해(氣海)'라는 급소에 닿는다.

② 지압으로 배를 누르면서 천천히 숨을 토해 간다. 폐(肺)에 쌓였 던 공기를 전부 토해낸 부분에서 숨을 정지한다.

③ 2~3초 간 숨을 멈춘 뒤, 전신의 힘을 빼면 자연히 폐에 공기가 들어간다. 그리고 다시 천천히 숨을 토하는 일을 몇 번이나 반복한 다.

그때, 호흡에 맞추어서 항문의 긴장과 이완을 행한다. 숨을 내쉴 때는 엉덩이에 힘을 가해서 항문을 조이고 전신의 힘을 빼며, 숨을 들이마실 때는 동시에 항문의 힘도 빼고, 항문을 느슨히 한다.

이것을 반복하면 항문 괄약근을 강화할 뿐만 아니라, 긴장과 이완 의 리듬도 동시에 익힐 수가 있다. 일상생활 중에서 이것을 계속하고 있으면 항문 괄약근이 지나치게 긴장하는 것을 방지할 수 있다.

복식호흡은 익숙해지지 않으면 배를 능숙히 들어가게 할 수 없다. 그러나 배를 눌러주면 요령을 파악할 수 있게 된다. 더욱이 기해를 자극하는 일에 의해서 '기(氣)'의 순환이 좋아지며, 기분이 안정되고 기운이 솟아난다는 효과도 기대할 수 있다.

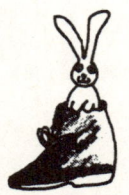

복식호흡을 하면서 항문을 조이거나 느슨히 하거나 하면 치질의 증상이 완화된다.

●항문의 근육을 단련하는 호흡법 ●

지압효과도 있는 복식 호흡법

양손의 손가락 끝으로 복부의 급소 '기해' 를
급소 '기해' 를 누르고 배를
우그러 뜨리면서 천천히 숨을
내쉬고 항문을 조인다.

① ②

2~3 초 간 숨을 멈춘 뒤
전신의 힘을 빼면 자연히
공기가 폐에 들어온다.
이때 항문의 근육을 늦춘다.
10회 반복한다.

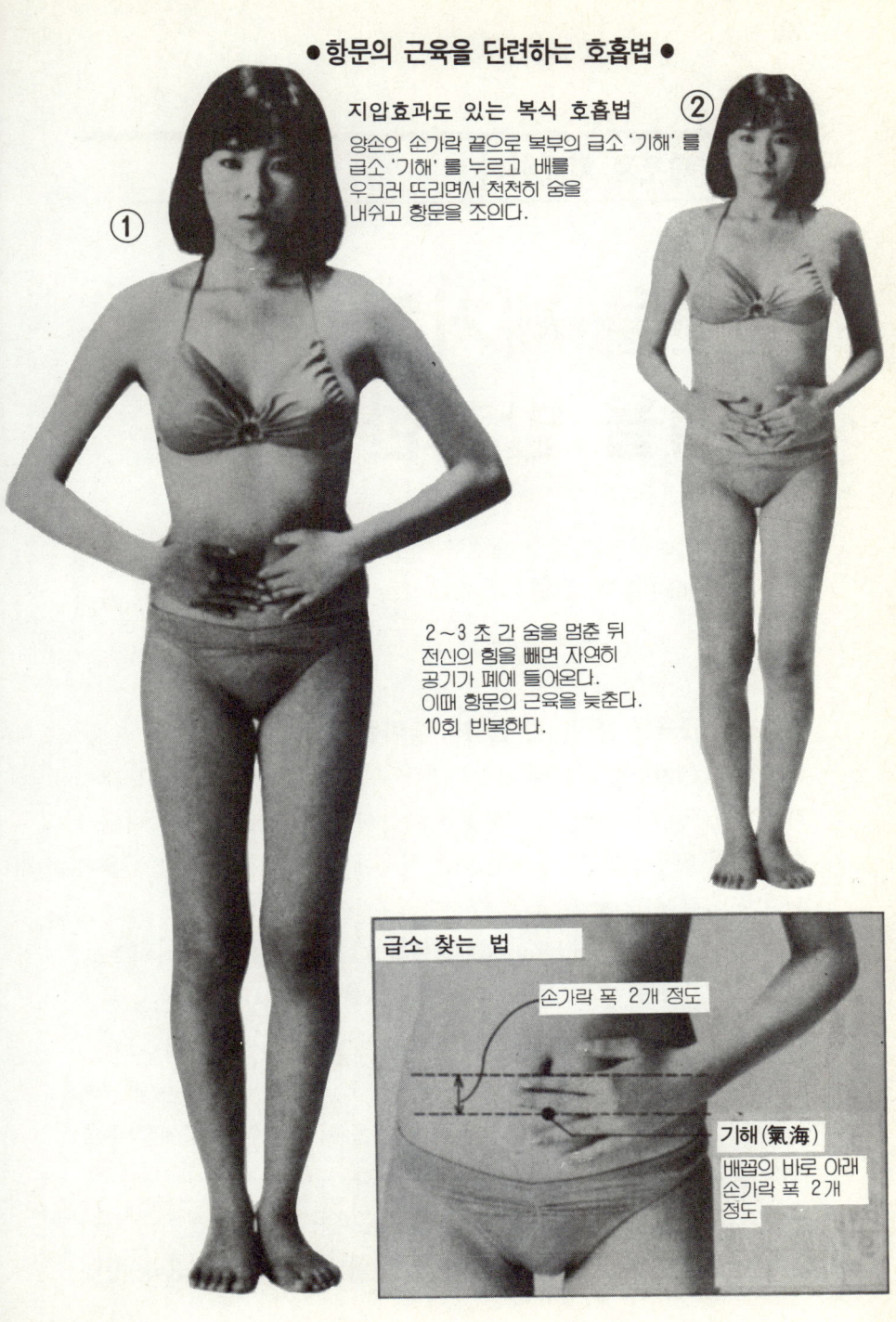

급소 찾는 법

손가락 폭 2개 정도

기해(氣海)

배꼽의 바로 아래
손가락 폭 2개
정도

1 체조로 치료한다

울혈을 제거하고
치핵을 방지한다

우리들 현대인은 문명의 혜택를 입고 있는 중에 어느 샌가 운동부족에 빠져 버렸다. 이 운동부족어 치질의 원인이 되고 있는 일도 적지 않다.

다리의 근육을 움직이면 혈행이 좋아진다

'다리는 제2의 심장'이라고 말해진다. 심장의 폴립에 의해서 보내어진 혈액은 전신을 돌아 다시 심장에 되돌아 오는데, 발 끝에 보내어진 혈액은 심장에서 멀고, 게다가 낮은 위치에 있기 때문에 심장에 돌아오기가 어렵게 되어 있다.

그래서 그 결점을 극복할 수 있도록 다리의 근육을 움직여주고, 다리에서 심장을 향해 정맥혈(静脈血)을 되돌려 보내는 지원을 하고 있는 것이다. 구체적으로 말하면, 다리의 근육이 이완되면 근육의 혈관에 혈액이 흡수되어 근육이 수축하고, 그 혈액이 밀어내어져 심장쪽으로 되돌아 갈 수 있다. 다리 근육은 이와 같이 폴립에 작용을 해서 심장의 기능을 도와주고 있는 것이다.

그런데 하루종일 앉아 있어 다리를 움직이지 않고 있으면 다리 근육의 폴립이 움직이지 않고, 다리에의 혈액순환이 나빠진다. 당연

히 그 도중에 위치하는 항문 주변의 혈류(血流)가 나빠지며, 치핵의
원인인 울혈을 야기시킨다. 그러한 일이 없도록 노력해서 다리를
사용해 주기 바란다. 걷는 것만으로도 전신의 혈행이 좋아지며, 치핵
의 예방에 도움이 될 것이다.

더구나 다리는 근육과 동시에 골반을 움직이게 하면 골반내의 혈액
순환이 좋아지므로 치핵의 예방과 치료에 보다 효과적이다.

트위스트 체조

다리를 가볍게 벌리고 서서 음악에 맞춰 허리를 좌우로 흔들며
트위스트 체조를 행한다.

이 체조에서는 골반을 좌우로 기울이기 때문에 골반 내의 혈행도
좋아지며 울혈이 개선된다.

레코드의 싱글판 한 곡 분 만큼, 즉 약 3분 간 이 체조를 계속해
준다.

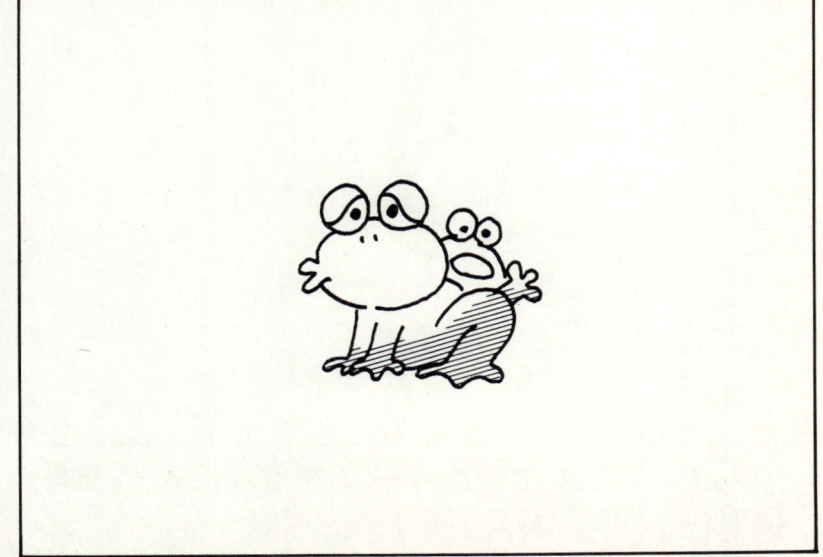

무릎 쓰러뜨리기 체조

① 반듯이 누워서 무릎을 직각으로 세운다. 손은 팔꿈치를 펴서 머리 뒤에 깍지낀다.

② 무릎만을 오른쪽으로 쓰러뜨리고 바닥에 댄다. 그 때, 좌우의 무릎이 떨어지지 않고 바닥에서 뜨지 않도록 주의한다.

② 원래로 다시 돌아와서 무릎을 세우고, 이번에는 무릎을 왼쪽으로 쓰러뜨린다.

이것을 좌우로 각 20회씩 행해준다.

이 체조는 골반을 비틀고 고관절(股關節)을 움직이게 하므로 골반 내의 혈액순환을 촉진하고 치핵에 좋은 영향을 줄 것이다.

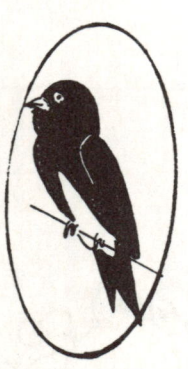

반듯이 누워서 무릎을 세우고 허리가 뜨지 않도록 주의하면서 무릎을 좌우로 쓰러뜨린다.

● 울혈을 제거하는 체조 ●

트위스트 체조

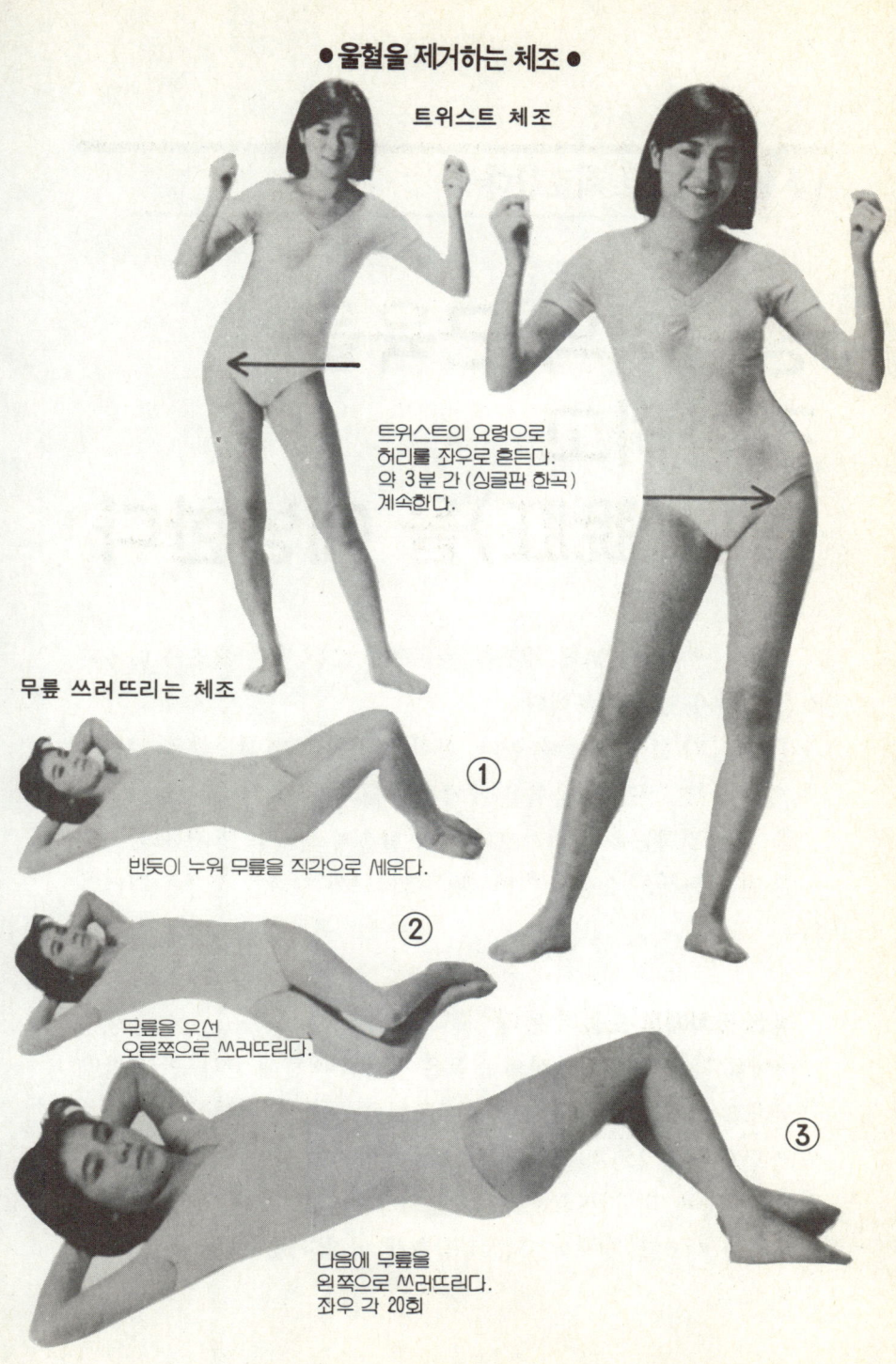

트위스트의 요령으로
허리를 좌우로 흔든다.
약 3분 간 (싱글판 한곡)
계속한다.

무릎 쓰러뜨리는 체조

①

반듯이 누워 무릎을 직각으로 세운다.

②

무릎을 우선
오른쪽으로 쓰러뜨린다.

③

다음에 무릎을
왼쪽으로 쓰러뜨린다.
좌우 각 20회

2 체조로 치료한다

엉덩이의 근육을 강화하고 탈항(脫肛)을 예방한다

치질의 예방과 치료에 체조를 유용하게 쓰는 것은 체조에 다음과 같은 효과가 있기 때문이다.

① 전신의 혈행을 좋게 한다. 특히 골반내의 혈액순환을 개선하고, 항문부(肛門部)의 울혈을 제거하는 효과가 있다.

② 항문 괄약근을 강화하고 치핵의 탈출과 탈항을 방지한다.

③ 긴장을 푸는 요령을 익혀 항문 괄약근의 지나친 긴장을 제거한다.

섹스 강화에도 도움이 된다

나이를 먹음에 따라 전신의 근육은 서서히 저하해 간다. 항문 괄약근이라고 해도 그 예외는 아니다. 노화에 동반해 치핵이 탈출하기 쉽고 탈항을 일으키기 쉬워진다. 조직을 받치는 힘이 약해지며, 점막탈(粘膜脫)과 직장탈(直腸脫)을 일으키는 일도 종종 있다. 여성의 경우에는 자궁탈(질에서 자궁이 탈출해 버린다)을 병발(併發)하는 수도 있다.

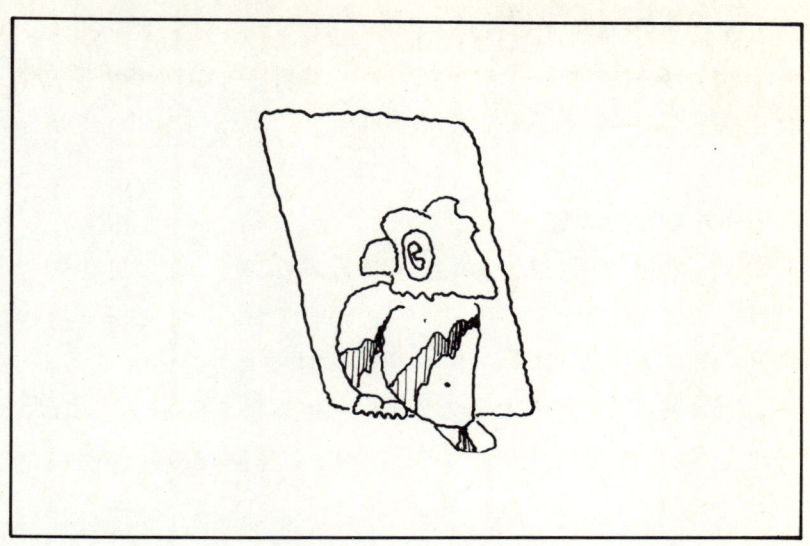

이것을 예방하려면 항문 괄약근을 강화하지 않으면 안된다. 전신운동과 함께 항문을 조이거나 느슨히 하거나 하는 체조를 실시하고, 항문괄약근의 강화를 도모해 준다.

여담이 되겠지만, 항문 괄약근을 단련시키면 남녀 공히 섹스 기능을 높히는 효과도 있다.

항문 괄약근의 체조는 또한 괄약근의 지나친 긴장을 풀어주는 효과도 있다. 앞에서 말했듯이 항문 괄약근의 지나친 긴장은 치핵, 항문열항, 치루의 모든 원인이 된다고 생각할 수 있으므로 조속히 긴장을 개선하고 치질의 치료와 예방에 도움을 준다.

항문 괄약근의 체조는 언제라도 행할 수 있는데, 다음의 체조와 병행해서 실시하면 보다 효과적이다.

고– 고– 체조
① 다리를 어깨폭으로 벌리고 서서 허리에 양손을 딱 대고, 허리를 앞쪽으로 내민다는 기분으로 골반을 뒤로 기울인다. 그것과 동시에

항문에 힘을 가해서 꽉 닫는다.

② 다음에 엉덩이를 뒤 위쪽으로 들어 올리듯이 해서 골반을 앞쪽으로 기울인다. 동시에 항문을 늦춘다.

엉덩이 내밀기 체조

① 다리를 어깨폭으로 벌리고 서서 무릎을 뻗은 채 허리를 접고, 상체를 앞으로 기울인 다음, 양손을 바닥에 댄다. 이 자세로 항문 괄약근을 조였다 늦췄다 한다. 이것을 10회 반복한다.

② 다음에 무릎을 접고 웅크려서 양손으로 발목을 잡고 넓적다리에 머리를 찔러 넣는다. 이 자세로 10회, 항문을 조였다 늦췄다 한다.

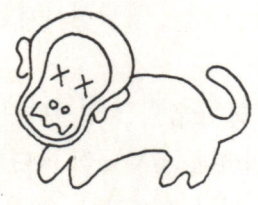

엉덩이를 조였다 느슨히 했다 하는 체조를 반복하고 항문 근육의 강화를 도모한다.

●항문을 꽉 조이는 체조 ●

엉덩이 내밀기 체조

①

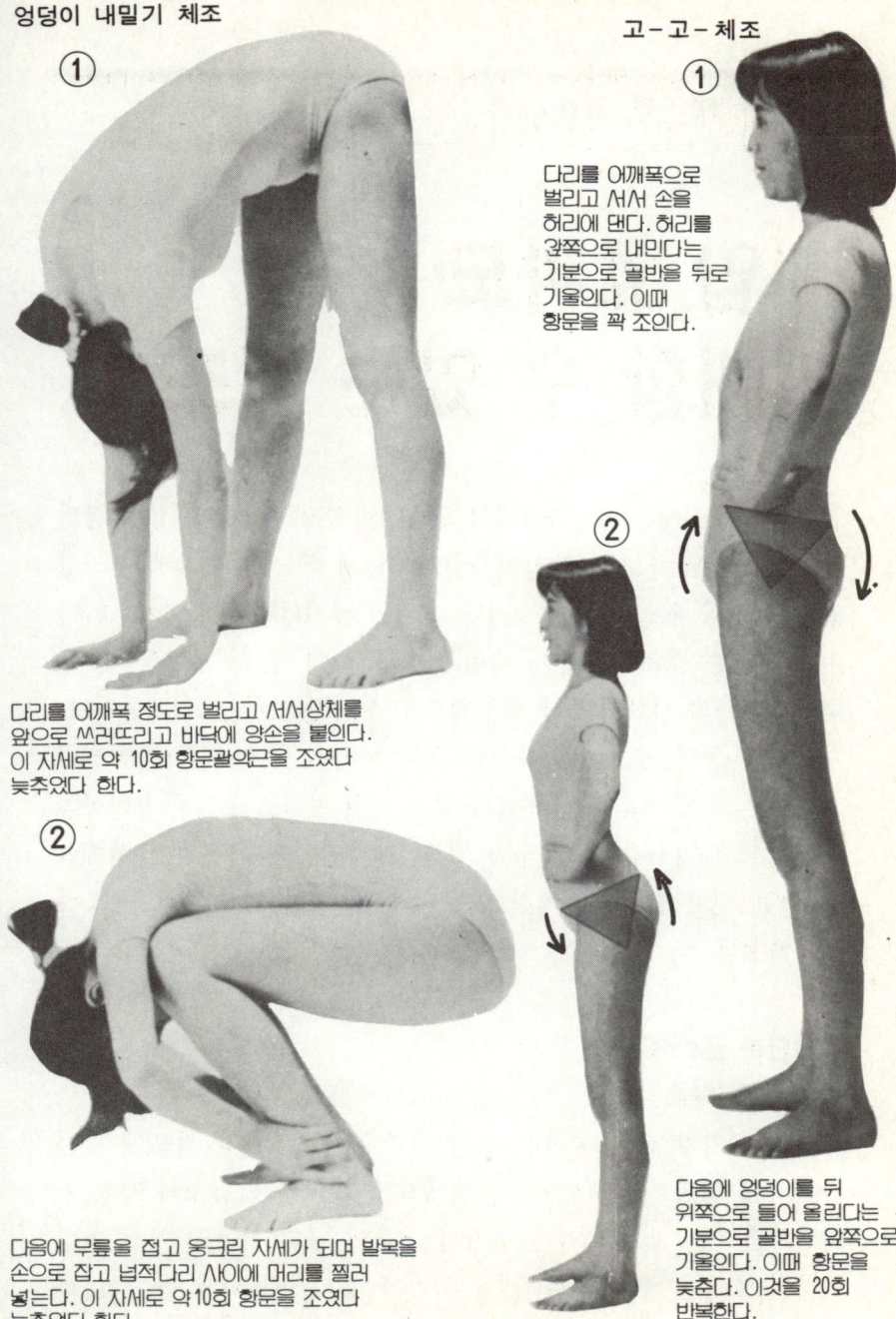

다리를 어깨폭 정도로 벌리고 서서 상체를 앞으로 쓰러뜨리고 바닥에 양손을 붙인다. 이 자세로 약 10회 항문괄약근을 조였다 늦추었다 한다.

②

다음에 무릎을 접고 웅크린 자세가 되며 발목을 손으로 잡고 넓적다리 사이에 머리를 찔러 넣는다. 이 자세로 약10회 항문을 조였다 늦추었다 한다.

고-고-체조

①

다리를 어깨폭으로 벌리고 서서 손을 허리에 댄다. 허리를 앞쪽으로 내민다는 기분으로 골반을 뒤로 기울인다. 이때 항문을 꽉 조인다.

②

다음에 엉덩이를 뒤 위쪽으로 들어 올린다는 기분으로 골반을 앞쪽으로 기울인다. 이때 항문을 늦춘다. 이것을 20회 반복한다.

3 체조로 치료한다

지압 효과도
기대할 수 있는 체조

우리들의 등에는 동양의학에서 말하는 방광경(膀胱經)이라고 불리는 경락(經絡)이 지나고 있다. 이것은 12개 있는 경락 중에서 가장 길고, 급소의 수도 많은 경락이다. 게다가 장기(臟器)의 이상(異常)이 나타나는 중요한 급소가 많이 있으며, 등에 정연히 늘어서 있다. 침구(鍼灸)의 치료가 등에 중점적으로 행해지는 것도 그 때문이다.

그런데 등의 급소는 혼자서는 손이 미치지 않기 때문에 좀처럼 자극할 수가 없다. 그러나 체조를 함께 하면 의외일 정도로 간단하고 효과적으로 자극을 가할 수가 있다. 여기에서는 치질에선 빼놓을 수 없는 신유(腎兪)와 지실(志室)을 자극하는 급소 자극 체조를 소개하겠다.

간단한 급소 찾는 법
① 신유(腎兪)
늑골의 가장 아래 높이로, 등골의 중앙에서 손가락 폭 2개 만큼 바깥쪽에 있다. 선천(先天)의 에네르기가 머무는 급소라고 하며, 자극하면 전신의 기능이 높아져서 기운이 나고 허리와 그 주변의 혈액의 흐름을 좋게 한다. 신유와 방광 등의 비뇨기의 병, 남녀의 성기능의 쇠퇴(정력감퇴와 생리불순 등), 천식 등의 호흡기 질환, 그리고 요통 등 여러 가지 병이나 이상에 효과가 있는 급소이다.

허리 주변의 혈행을 좋게 하고, 전신의 기능을 개선하므로 치질의 치료에도 당연히 도움이 된다.

② 지실(志室)

신유에서 다시 손가락 폭 2개 만큼 바깥쪽에 있다. 신유와 함께 허리 근변의 혈행을 좋게 하고 요통을 치료하는 특효혈이라고 한다. 그밖에 신장과 방광의 증상, 야뇨증(夜尿症)에도 효과가 있으며 피로를 회복하고 기운을 돋구는 기능도 가지고 있다.

급소 자극 체조의 방법

① 반듯이 누워선 가볍게 주먹을 쥐고, 가운데손가락이 시작되는 부분의 관절을 신유(腎兪)에 대고 엉덩이를 들어 올린다.

② 엉덩이를 내림과 동시에 허리와 바닥 사이에 틈을 없애듯이 해서 등을 주먹으로 눌러댄다.

③ 다시 엉덩이를 들어 올리고 또 내리며, 신유(腎兪)의 자극을 10회 반복한다.

④ 다음에 주먹의 가운데손가락이 시작되는 부분을 지실의 급소에 이동해서 신유와 마찬가지로 자극한다. 역시 10회 반복한다.

주먹을 단단히 쥐면 등에 눌려서 아프므로 약간 평평하게 쥐고, 기분 좋을 정도로 힘을 가하도록 조절하자.

신유와 지실에의 자극효과에 허리의 운동이 더해지면 허리와 엉덩이의 혈행이 높아지고, 치질을 개선하는 효과가 한층 높아진다.

반듯이 누워서 가볍게 주먹을 쥐고, 가운데손가락이 시작되는 부분을 허리의 급소에 대고 지압한다.

● 혈행을 좋게하는 자극체조 ●

미골 올리기 체조

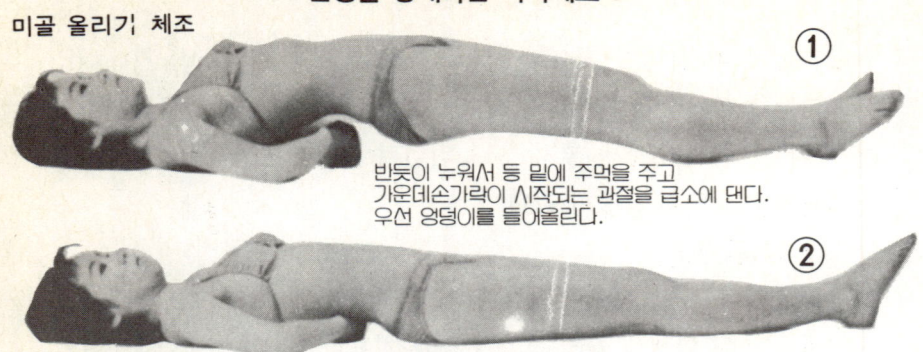

① 반듯이 누워서 등 밑에 주먹을 주고
가운데손가락이 시작되는 관절을 급소에 댄다.
우선 엉덩이를 들어올린다.

② 엉덩이를 내리고 허리와 바닥 사이에 틈을 없애듯이 해서
등을 주먹으로 눌러댄다. 10회씩 실시

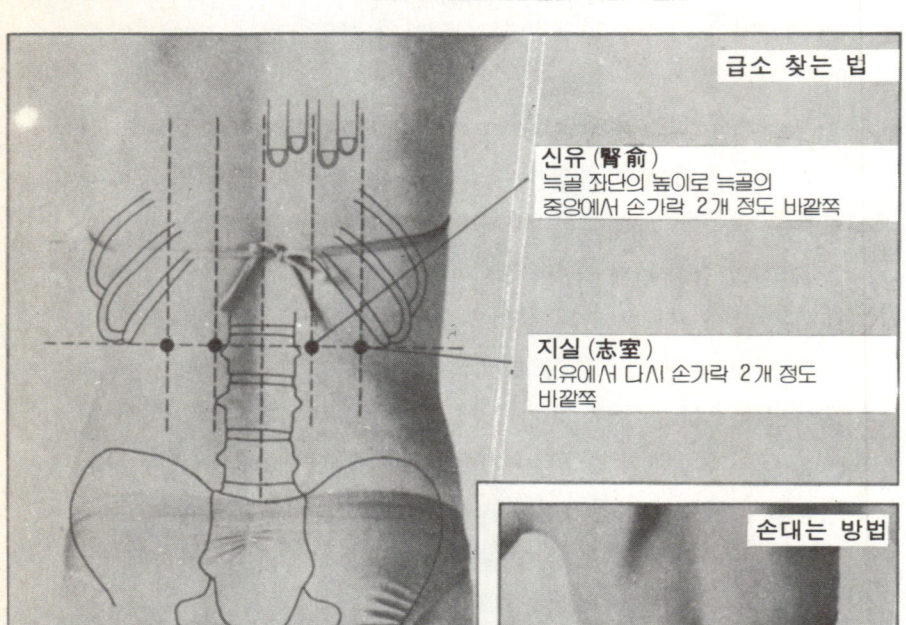

급소 찾는 법

신유 (腎俞)
늑골 좌단의 높이로 늑골의
중앙에서 손가락 2개 정도 바깥쪽

지실 (志室)
신유에서 다시 손가락 2개 정도
바깥쪽

손대는 방법

주먹을 평평하게 쥐고
손가락이 시작되는 부분의
관절이 급소에
닿도록 한다.

치질의 증상을 개선하는 식사, 악화시키는 식사

치질의 가장 큰 적은 변비이다. 변비를 고치고 치질의 증상을 개선하기 위해서 다음과 같은 식사를 명심하자.

식물섬유가 듬뿍 든 식품을 섭취한다

변비를 하고 있으면 이미 더이상 변이 쌓여 괴로워지면 안되니까, 하고 일찌감치 해석하고 음식물의 양을 줄이거나, 소화에 좋은 것만을 먹는 사람이 있다. 치질을 앓아서 배변(排便)이 괴로운 사람 중에도 그와 같은 사람이 있다.

그러나 오히려 이것은 반대이며, 가스가 많은 식사를 해서 변의 양을 늘리는 편이 변비나 치질에 훨씬 좋은 것이다. 소화흡수되지 않는 음식물의 가스를 식물섬유(食物纖維)라고 한다. 식물섬유는 수분을 잘 포함해서 변을 알맞은 부드럽기로 유지하므로 편히 배변할 수 있게 된다.

비타민E와 판토텐산도 유효

비타민E는 노화방지, 동맥경화(動脈硬化) 예방에 효과가 있는 비탄민으로서 잘 알려져 있는데 배변에도 효과가 있는 것은 그다지 알려져 있지 않다. 왜 효과가 있는지 의학적으로는 아직 해명되지 않았지만, 비타민E를 복용하고 있으면 변이 부드러워 통과가 좋아지는 것은 확실하다. 또 비타민E는 말초(末梢)의 혈행을 좋게 하는 작용이 있으므로 혈액의 울대가 원인이 되는 치핵의 예방에 효과가 있다. 더욱이 상처의 치유를 빠르게 하는 작용도 있으므로 항문열항에도 유효하다.

한편 비타민B군와 아주 닮은 효과가 있다. 역시 변을 부드럽게 해서 변통(便通)을 좋게 하는 것 외에 말초의 혈관을 확장해서 혈행을 개선한다

자극물은 적량(適量)이라면 상관없다

고추와 카레, 생강 등의 자극물은 치질인 사람에게는 좋지 않다고 말해진다.

그러나 오히려 자극물은 식욕을 증진시키는 효과가 있는 것과 함께 자극에 의해 장(腸)의 운동이 높아져서 변비를 개선하는 것이 아닌가 하는 의견도 있다.

물론 너무 대량으로 섭취하면 자극물이 변 중에 남아서 상피(上皮)를 자극하는 일도 생각할 수 있다. 결론은 역시 정도껏으로, 라는 것일 게다. 알콜에 관해서도 마찬가지로 적량이라면 상관없지만, 너무 많이 마시면 설사를 일으키는 등 치질을 악화시킨다. 술집 등에서 장시간 앉아서 큰 소리로 노래하거나 하면 엉덩이에 울혈을 일으키며, 치질의 증상을 악화시키므로 주의하자.

식물섬유를 듬뿍 섭취함과 동시에 비타민E나 판토텐산을 보급한다.

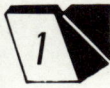 증상을 완화하는 일상생활의 연구

배변법

방귀의 '호포일발(號砲一發)'은 건강한 증거라고 말해진다. 엉덩이의 건강에 관해서 말하자면 정말로 그대로이며, 치질로 항문이 아파서는 호쾌히 벗어날 수가 없다.

고통을 되도록 적게 하는 배변과 방귀 꾸는 법을 설명하겠다.

화장실에서의 긴장을 푼다

치질인 사람은 될 수 있으면 화장실을 양식으로 해주기 바란다. 재래식의 웅크리고 앉는 스타일은 항문에 압력이 생기기 쉬우며 치질에 좋지 않기 때문이다.

화장실에 들어갔다. 치질이 되면 항문의 근육이 긴장하므로 아무래도 변이 나오기 어렵고 고통도 커지기 쉽다. 전신의 힘을 빼고 항문의 긴장을 풀며, 엉덩이를 가능한 한 벌리는 편이 통증이 적어진다.

단시간에 마친다

치질을 앓고 있는 사람은 아무래도 화장실에 있는 시간이 길어지기 쉽다. 화장실에 오래 있어서 반복하여 힘을 주고 있으면 항문부의 울혈이 강해지므로 치질에는 좋지 않다.

특히 치핵(痔核)인 경우에는 울혈에 의해서 치핵이 커지기 때문에 변이 생기지 않은 듯한 기분이 남는다. 그러면 점점 강하게 힘을 주고, 한층 울혈을 높혀 악순환에 빠지는 것이다.

배뇨도 이렇게 하면 스무스하게 된다

남성의 경우에는 통증이 괴로우면 항문 괄약근과 함께 요도 괄약근
도 긴장하고 오줌이 나오기 어려워지는 수가 있다. 이럴 때는 되도록
긴장을 풀고 항문의 긴장을 늦추도록 해주면 배뇨도 좋아진다. 아무
래도 잘 나오지 않을 때는 요탕(腰湯) 등에 담궈서 엉덩이를 따뜻하
게 하면 통증이 부드러워지고 긴장이 풀려 배뇨도 좋아질 것이다.

한편 여성으로 치질을 앓고 있는 사람은 오줌이 항문으로 돌아서
스미는 수가 있다. 이러한 일이 없도록 엉덩이를 높게 하고 요도구
(尿道口)가 항문보다 낮은 위치가 되도록 해서 배뇨한다.

아프지 않게 방귀 꾸는 법

중증(重症)인 경우에는 아파서 방귀도 안심하고 꿀 수 없는 사람
이 있다. 이러한 때에는 엉덩이를 높게 하고 나서 꾸면 그다지 통증을
느끼지 않는다. 반듯이 누워 엉덩이 아래에 방석이나 쿠션을 대거
나, 엎드릴 때는 배의 아래에 방석 등을 대서 엉덩이를 높게 하면
좋을 것이다.

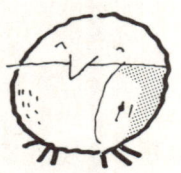

전신의 힘을 빼고 되도록 긴장을 풀며, 단시간 안에
끊어 올릴 것

●통증을 일으키지 않는 배변자세 ●

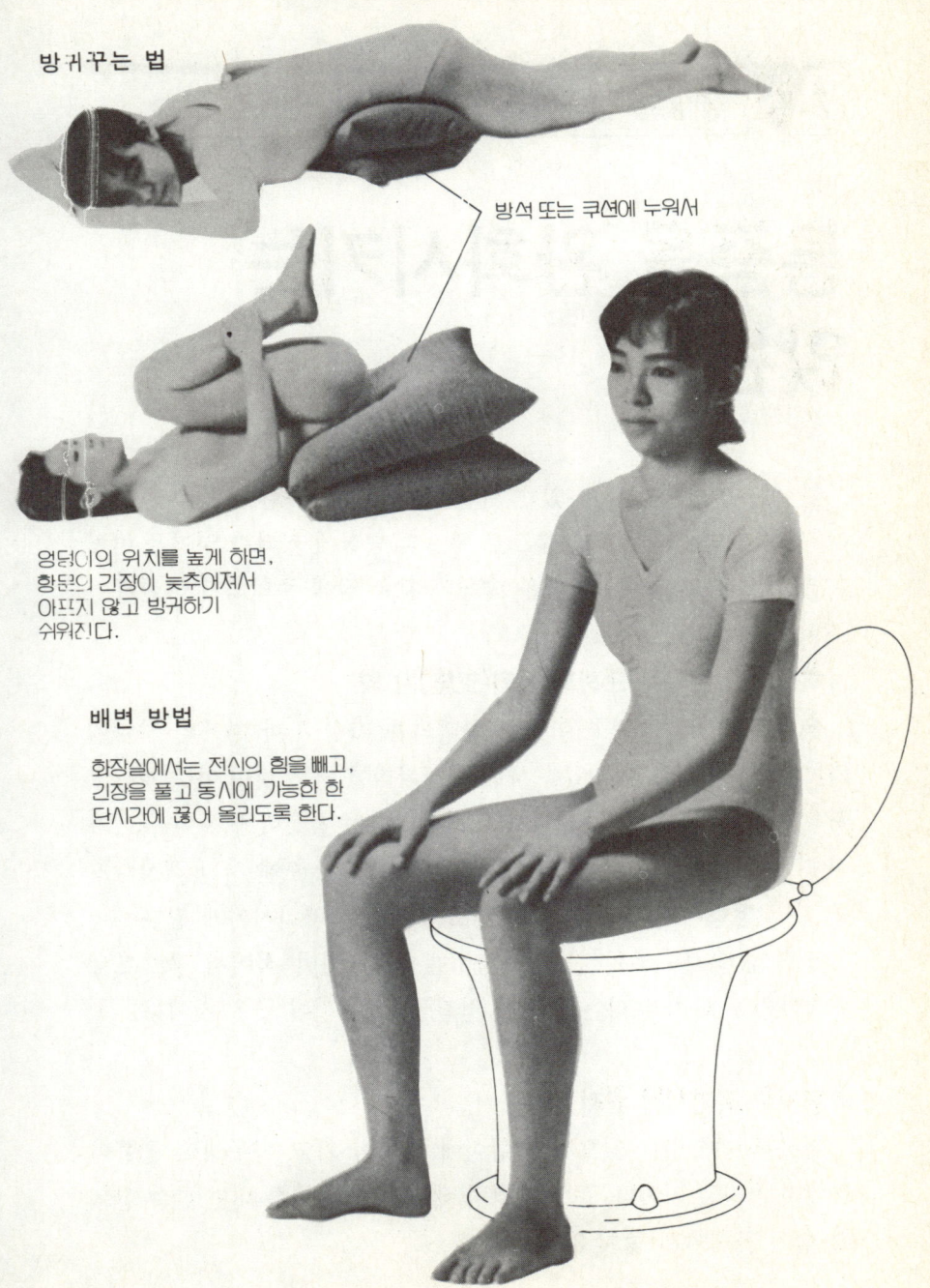

방귀꾸는 법

방석 또는 쿠션에 누워서

엉덩이의 위치를 높게 하면,
항문의 긴장이 늦추어져서
아프지 않고 방귀하기
쉬워진다.

배변 방법

화장실에서는 전신의 힘을 빼고,
긴장을 풀고 동시에 가능한 한
단시간에 끓어 올리도록 한다.

통증을 완화시키는 앉는 법

일상생활 중에서 앉아 있는 시간은 상당히 커다란 부분을 차지한다. 앉는 법의 능숙하고 서툶으로 치질의 증상에 커다란 영향을 미치므로 치질로 고생하는 사람은 다음과 같은 점에 주의하기 바란다.

책상다리 보다는 오히려 정좌(正座)가 약

우리나라 남성에게 있어서 책상다리는 가장 편한 자세의 하나이다. 그러나 치질을 앓고 있을 때는 책상다리를 하는 것이 아주 괴롭고 참을 수 없는 자세이다. 왜냐하면 책상다리는 엉덩이에 힘이 들어가서 부담이 가기 때문이다. 설령 아프지 않더라도 오랜 시간 책상다리를 하고 엉덩이에 부담을 주고 있으면 치질을 악화시키게 된다.

정좌(正座)를 하는 편이 엉덩이에 가는 힘이 적어서 좋으므로 책상다리를 하기 보다는 오히려 정좌를 하는 편이 좋을 것이다.

정좌도 길어지면 좋지 않다

정좌를 계속하고 있으면 엉덩이에 부담이 가고 아무래도 울혈이 높아져 버리는 것이다. 특히 정좌한 채 커다란 소리를 내면 한층 항문에 힘이 들어가서 좋지 않다.

어쩔 수 없이 장시간 정좌하지 않으면 안되었을 때는 그것이 끝나 거든 다음에 소개할 항문의 울혈을 제거하는 자세를 취하거나 체조를 해서 엉덩이의 혈행을 좋게 해 두자.

너무 부드러운 의자는 치질을 악화시킨다

책상다리와 정좌에 비교하면 의자에 앉는 편이 엉덩이에 가는 부담 이 적어지지만, 소파와 같이 엉덩이가 가라앉듯이 부드러운 의자는 치질을 앓고 있는 사람에게 있어서는 해롭기 마련이다. 약간 딱딱한 의자가 편하므로 아파서 괴로울 때에는 둥근 방석을 그 위에 얹고, 엉덩이로 가해지는 부담을 조금이라도 가볍게 해 주자.

비닐의자에는 방석을 한다

사무용 의자는 대개 비닐로 덮혀 있다. 그 때문에 엉덩이가 차갑 고, 흡습성도 좋지 않다. 게다가 쿠션이 불충분해서 엉덩이에 딱딱하 게 닿는다. 그러므로 치질인 사람은 엉덩이를 보호한다는 의미에서 방석을 깔도록 한다.

또한 더운 계절이 되면 사무실에 냉방이 들어간다. 치질인 사람에 게 있어서는 이 냉방으로 허리와 엉덩이를 차게 하는 것은 혈액의 울체를 조장하고 증상을 악화시켜 버린다. 양말을 신고 무릎 덮개로 다리와 허리를 덮는 등 허리 주변이 차지 않도록 명심해 준다.

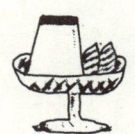

책상다리 보다는 정좌. 가능하면 딱딱한 의자에 도너 츠 방석을 깔고 앉는 편이 좋다.

●통증이 괴로울 때의 앉는 법●

앉 는법

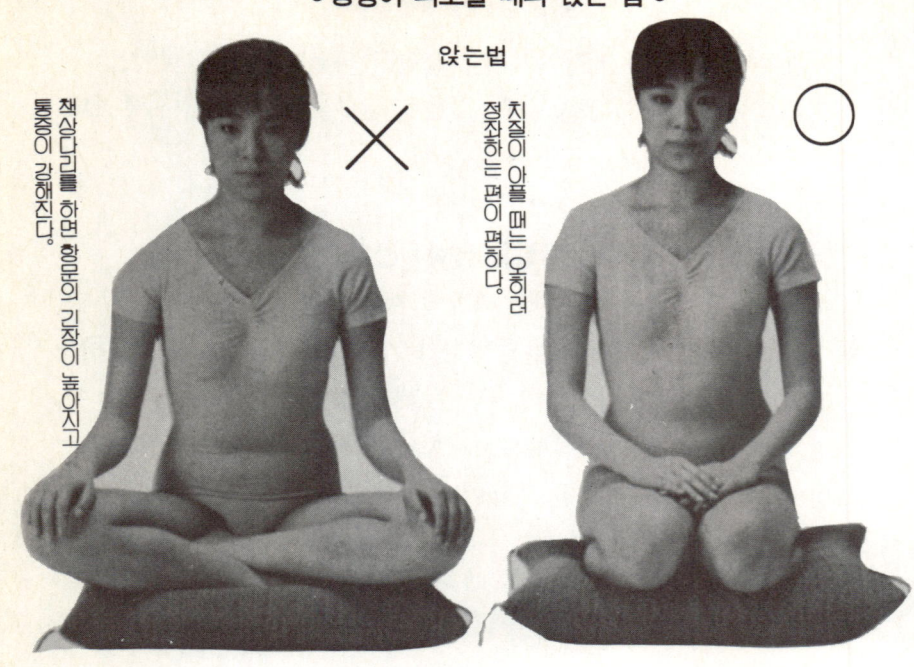

책상다리를 하면 항문의 긴장이 높아지고 통증이 강해진다.

치질이 아플 때는 오히려 정좌하는 편이 편하다.

사무용 의자는 엉덩이를 차갑지 않도록 방석을 깔 것

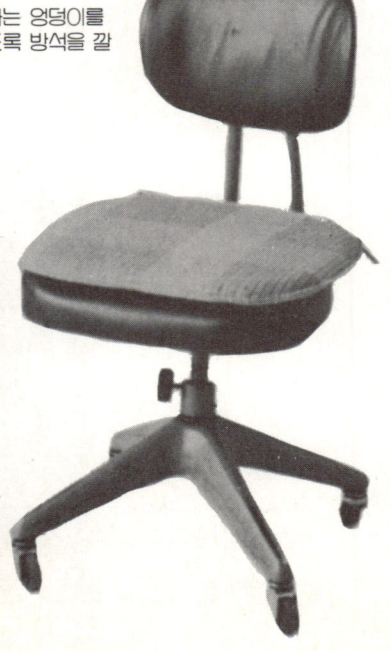

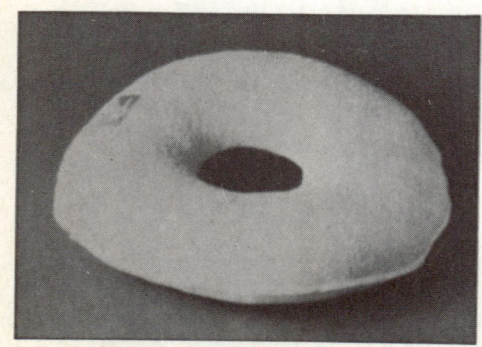

통증이 심할 때는 비닐 의자를 이용하는 것이 좋다.

3 증상을 완화하는 일상생활의 연구

배변 후의
울혈 제거법

    우리나라에서는 배변 후 종이로 엉덩이를 닦는 것이 보통이다. 그러나 항문의 위생이라는 견지에서 보면 이것은 그다지 바람직스런 일이 아니다. 항문은 원래 주름이 많은 구조로 되어 있으므로 이것으로는 변을 그 주름 사이에 밀어넣고 있는 것과 같은 일이다.

    구미에서는 옛날부터 엉덩이를 씻는 습관이 있었던 모양이다. 구미인에게 치질이 비교적 적은 것은 그러한 습관의 차이에 의한 것인지도 모르겠다.

배변 후엔 따뜻한 물로 씻는다

    치질을 앓고 있는 사람은 분비물과 오물로 항문의 주변이 더러워지기 쉬우므로 배변 후엔 반드시 씻도록 해 준다.

    되도록 세정기로 씻고 온풍(溫風)으로 말리는 것이 가장 좋지만, 이 장치가 없으면 욕실에 미지근한 물을 넣은 용기를 준비하고, 그 위에 걸터앉아서 손가락으로 항문의 주변을 씻자. 세정했으면 타올로 물기를 잘 닦아두는 것도 잊지 말도록.

    만약 그것이 불가능할 때는 거즈나 탈지면을 물로 적셔서 더러움을 닦아 내도록 한다. 종이로 싹싹 문지르거나 화장비누를 사용해서 씻는 것은 피부를 자극해서 상처와 습진을 악화시켜 버려 좋지 않다.

언제나 엉덩이를 청결히 하고, 건조시켜 두기 위해서 물기를 닦아낸 후엔 그 위에 거즈를 끼워 두면 좋을 것이다.

배변 후엔 울혈을 제거하는 일도 중요

장시간 화장실에 쭈그리고 앉아서 힘을 주고 있으면 항문부의 울혈이 강화되어 치질에 좋지 않다.

그렇게 되지 않도록 배변을 조속히 끊어 올리고 화장실에 있는 시간을 짧게 하자. 또 화장실에서 나오면 다음과 같은 항문부의 울혈을 개선하는 궁리를 명심해 주기 바란다.

① 배의 아래(엎드렸을 때)와 허리 아래(반듯하게 누웠을 때)에 방석이나 쿠션을 깔고, 엉덩이의 위치를 높게 하여 눕는다. 반듯이 누웠을 때는 양무릎을 가슴에 끌어 당기고 항문의 힘을 빼면 보다 효과적이다.

② 반듯이 누운 자세에서 양손을 허리에 대고, 엉덩이와 양발을 똑바로 위로 끌어 올린다.

③ 사무실에서는 의자 위에 양손과 머리를 대고 엉덩이를 높게 한다.

이 자세로 5~10분 간 휴양하면 항문부의 울혈이 개선되고 치핵의 예방에 도움이 된다.

배변 후엔 물로 씻어서 잘 건조시키고, 엉덩이의 위치를 높게 해서 울혈을 제거한다

●배변 후는 항문 부위의 울혈을 이렇게 해서 제거한다●

① 울혈 제거법

배 아래에 방석이나 쿠션을 대고, 엉덩이를 높게 하고 쉰다.

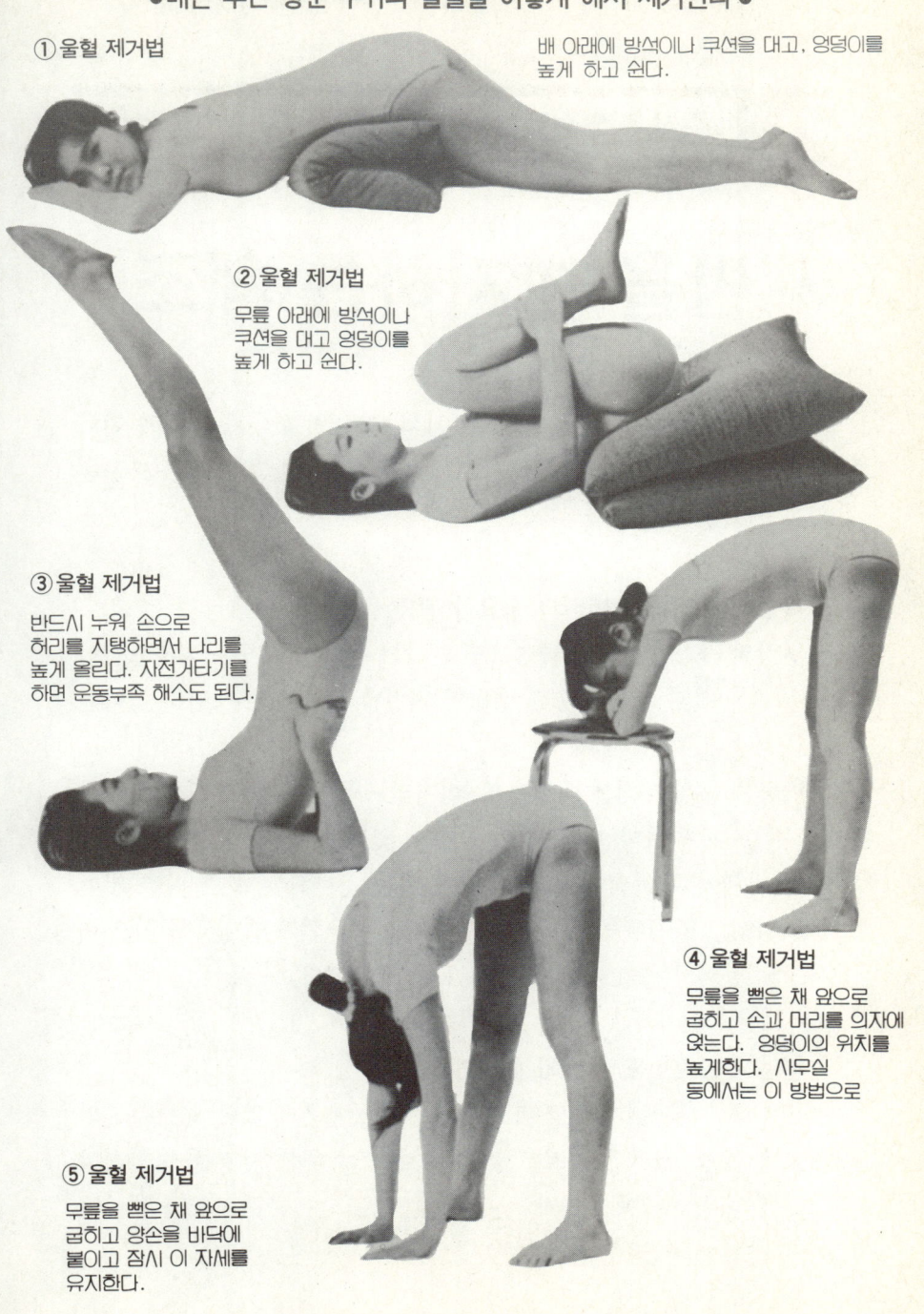

② 울혈 제거법

무릎 아래에 방석이나 쿠션을 대고 엉덩이를 높게 하고 쉰다.

③ 울혈 제거법

반드시 누워 손으로 허리를 지탱하면서 다리를 높게 올린다. 자전거타기를 하면 운동부족 해소도 된다.

④ 울혈 제거법

무릎을 뻗은 채 앞으로 굽히고 손과 머리를 의자에 얹는다. 엉덩이의 위치를 높게한다. 사무실 등에서는 이 방법으로

⑤ 울혈 제거법

무릎을 뻗은 채 앞으로 굽히고 양손을 바닥에 붙이고 잠시 이 자세를 유지한다.

 증상을 완화하는 일상생활의 연구

재발을 방지하는 체조

몇 번이나 반복했듯이 변비는 치핵, 항문열항의 중요한 원인이 된다. 치질의 재발을 방지하기 위해서는 변비의 해소를 도모하는 것이 선결이다.

복근력의 저하도 변비의 중요한 원인

변비의 해소에 있어서 빼놓으면 안되는 것이 체조이다. 식사요법이나 배변 습관과 아울러 힘써 행하면 변비에 대한 효과가 한층 높아진다.

변비는 특히 여성에게 많은데, 변비인 사람들을 보면 대개 복근력(腹筋力)이 약하며 대장이 축 늘어져 있다. 장의 운동을 일으키는 근력 자체가 저하되어 있기 때문에 변을 운반하는 힘도 약한 것이다. 체력이 떨어져 있는 노인도 마찬가지의 경우를 볼 수 있으며, 이것은 변비의 중요한 원인의 하나로 되고 있다.

걷는 것만으로도 변비에 효과가 있다

근력이 저하되어 있는 커다란 원인은 운동부족에 있다. 운동부족의 해소에 가장 효과적인 것은 걷는 일이므로 우선 이것을 명심해서 걷도록 하자. 그것에 부가해서 복근(腹筋)을 단련하는 체조를 행하면 변비 개선에 한층 효과가 오른다.

복근 체조는 대장을 자극해서 연동운동을 일으킬 뿐 아니라, 복근이나 대장의 근육을 강화해서 변을 운반하는 능력도 높혀 준다.

상체 일으키기

① 똑바로 누워서 양손을 머리 뒤에 깍지낀다. 허리를 아프게 하지 않도록 무릎은 반드시 굽혀 세워두자.

② 이 자세에서 상체를 일으키거나 쓰러뜨리거나 한다. 20회를 목표로 분발한다. 다른 사람이 발목을 지탱해 주면 편하다.

V자 자세

① 바닥에 다리를 팽개치듯이 앉는다.

② 손을 뒤에 붙이고 상체를 일으켜 뻗은 다리를 눈의 높이에 올려서 V자 자세를 유지한다. 20~30초 간, 그대로 상태를 계속할 수 있도록 노력해 주기 바란다.

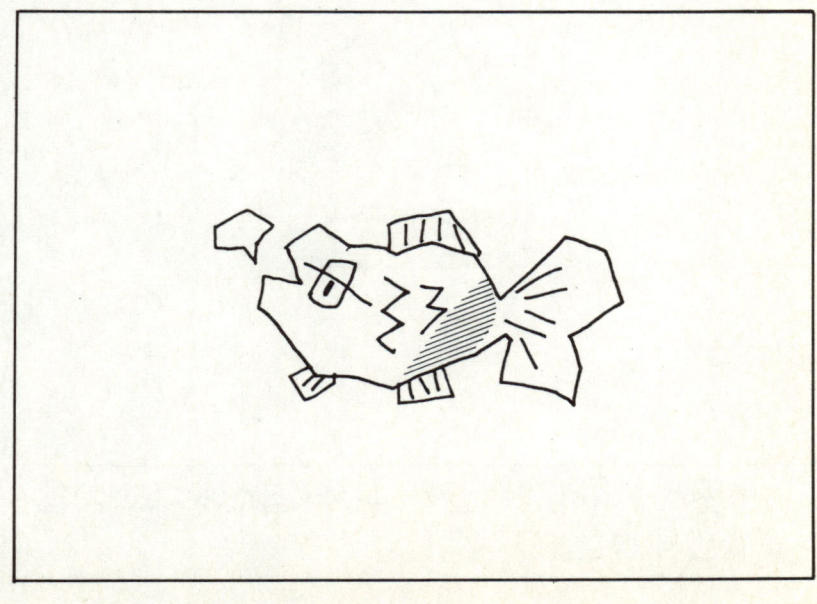

지압효과도 있는 심호흡

요골 전면의 돌출부(상전상골극 ; 上前腸骨棘)와 배꼽을 연결한 선의 한가운데에는 대거(大巨)라고 불리우는 변비에 잘 듣는 급소가 있다. 식욕부진, 생리불순, 요통, 냉증, 불면증 등에 효과가 있는 이 급소에 자극을 준다.

① 반듯이 누워서 무릎을 가볍게 굽히고 세워둔다. 양손 끝을 대거에 대고 누르면서 천천히 숨을 내쉬어 간다.

② 숨을 다 쉬었으면 2~3초 간 숨을 멈추고, 그 후에 전신의 힘을 빼면 자연히 숨이 폐(肺)에 들어간다.

복식호흡법과 급소자극, 심호흡에 의한 복근운동의 3개의 효과가 서로 어울려서 변비에 효과가 좋은 급소이다.

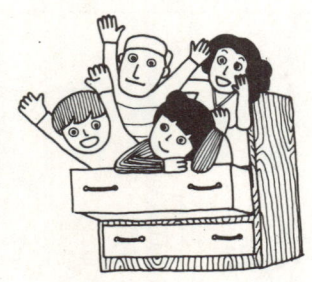

반듯이 누워서 양손 끝을 복부의 급소에 대고, 지압을 하면서 심호흡을 반복한다.

●변비를 고치고 치질의 재발을 예방하는 체조●

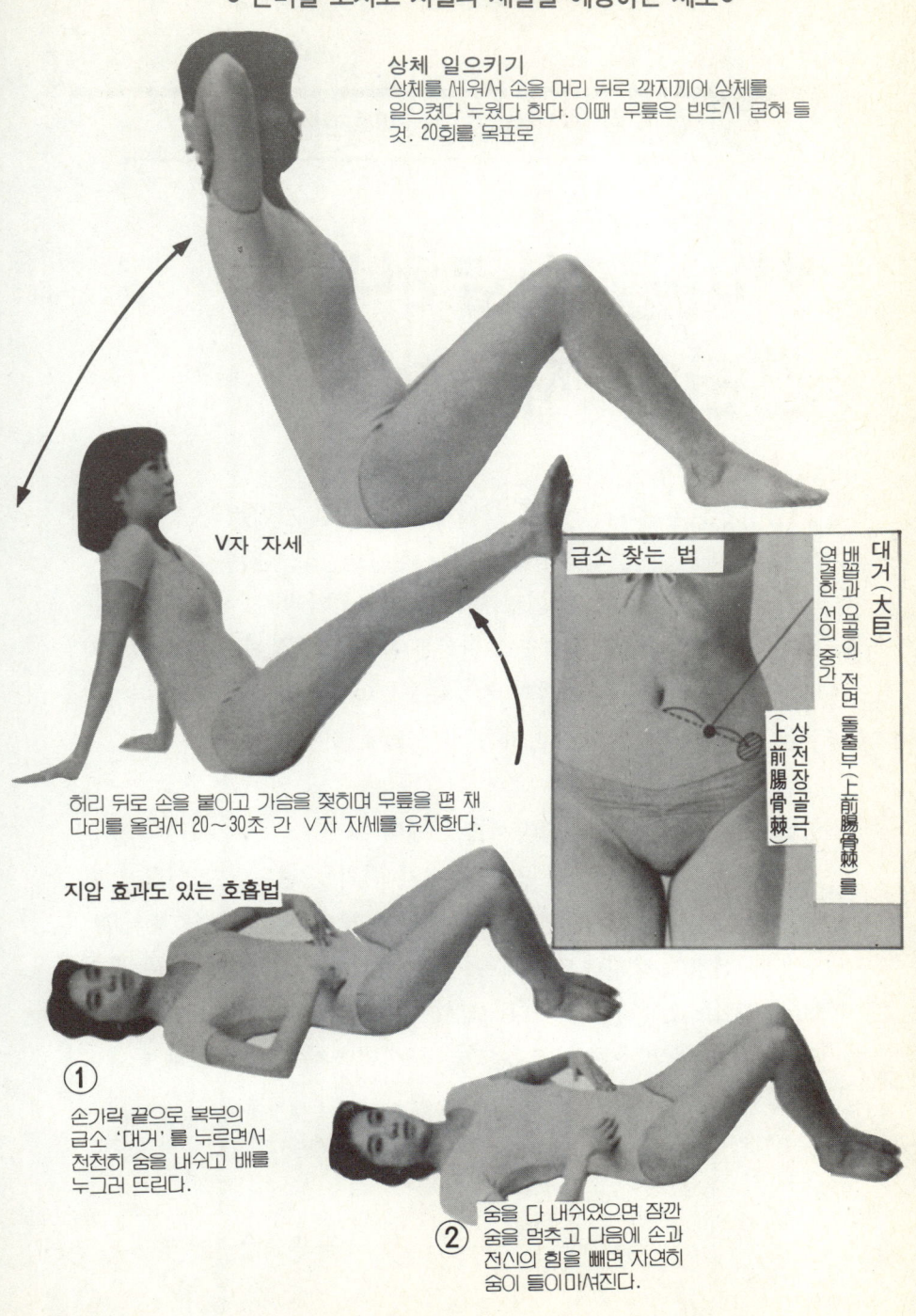

상체 일으키기
상체를 세워서 손을 머리 뒤로 깍지끼어 상체를
일으켰다 누웠다 한다. 이때 무릎은 반드시 굽혀 들
것. 20회를 목표로

V자 자세

허리 뒤로 손을 붙이고 가슴을 젖히며 무릎을 편 채
다리를 올려서 20~30초 간 V자 자세를 유지한다.

급소 찾는 법

대거(大巨)
배꼽과 요골의 전면 돌출부(上前腸骨棘)를
연결한 선의 중간

상전장골극
(上前腸骨棘)

지압 효과도 있는 호흡법

① 손가락 끝으로 복부의
급소 '대거'를 누르면서
천천히 숨을 내쉬고 배를
누그러 뜨린다.

② 숨을 다 내쉬었으면 잠깐
숨을 멈추고 다음에 손과
전신의 힘을 빼면 자연히
숨이 들이마셔진다.

변비를 치료하는
간단한 자극법

변비 원인의 하나로 모처럼의 변의(便意)를 참아버리는 일을 들 수 있다. 특히 여성의 경우에 이러한 경향을 볼 수 있다.

가정주부의 예를 들면 가장 변의를 일으키기 쉬운 아침식사 후는 가족들에게 화장실을 점령당해 변의를 참고 있는 중에 변의가 없어져 버리는 것이다. 젊은 여성인 경우는 남 앞에서 화장실에 들어가는 것을 주저해서 그만 참아버리는 일도 있을 것이다.

일어난 변의(便意)를 참아서는 안된다

몇 번이나 변의를 참고 있으면 점차 변의를 일으키기 어렵게 된다. 변의라고 하는 것은 변이 직장에 달한 것을 직장점막(直腸粘膜)에 있는 신경이 감지해서 대뇌에 신호를 보내고, 그것을 대뇌가 감지해야 비로소 초래되는 것이다. 그런데 언제나 참고 있으면 어느 단계에선가 신호가 멈추게 되고, 변의를 느끼기까지에 이르지 않게 되어버리는 것이다.

모처럼 일으킨 변의는 절대로 참지 말고 다음과 같은 방법으로 평소부터 변의를 일으키도록 궁리하자.

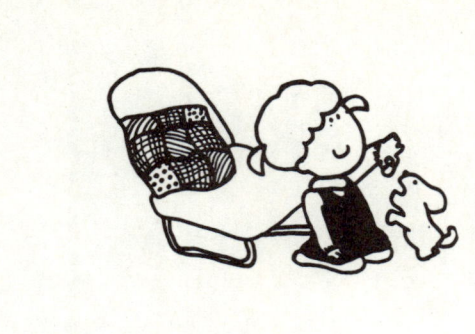

허리의 지압

급소를 자극하면 자율신경의 기능이 활발해지며, 대장의 운동이 촉진되어서 변의가 붙게 된다. 변비에 효과가 있는 급소는 많이 있는데, 그 중에서 특히 효과가 있는 대장유(大腸兪)와 방광유(膀胱兪)를 소개하겠다.

대장유는 요골 상단의 높이로, 등골의 중앙에서 손가락 폭 2개만큼 바깥쪽에 있다. 문자 그대로 대장의 기능에 관계가 깊은 급소로, 복통, 설사, 변비 외에 요통이나 부인병의 치료에도 사용된다.

방광유는 요골의 후면에 있는 뼈의 돌출부(상후장골극 ; 上後腸骨棘)의 바로 안쪽에 있으며, 비뇨기와 함께 장(腸)의 기능에 관여하고 있다.

지압을 하는 사람은 엎드려 누워 지압을 받는 사람의 옆에 무릎을 세우고 앉아 한쪽의 엄지를 급소 위에 얹고 또 다른 한쪽 엄지를 그 위에 겹친다. 위로 된 손가락으로 누르듯이 하며 서서히 손가락 끝으로 체중을 실어간다. 지압하는 사람은 받는쪽의 사람이 숨을 내쉴 때에 힘을 가하고, 숨을 들이마실 때에 힘을 빼듯이 해 준다.

손목의 강한 마찰

① 한쪽 손의 엄지와 집게손가락으로 링을 만들고 반대 손목을 강하게 잡는다.

② 만든 손가락 링을 빙빙 돌리며 손목이 빨개질 정도로 강하게 문지른다.

③ 반대쪽의 손목도 마찬가지로 문지른다.

이것을 정성껏 행하면 변의가 일어나기 시작한다. 손목의 새끼손가락쪽의 측면에는 신문(神門)이라는 변비에 효과가 있는 급소가 있으며, 강하게 마찰하면 이 급소의 효과가 도출되는 셈이다.

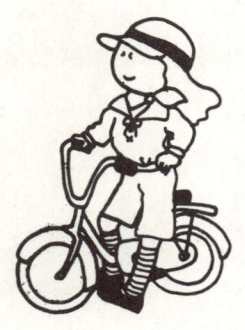

엄지와 집게손가락으로 링을 만들고 반대쪽의 손목을 잡아 문지르면 변의가 생긴다.

●장을 기운 돋구고 변의를 붙이는 자극법 ●

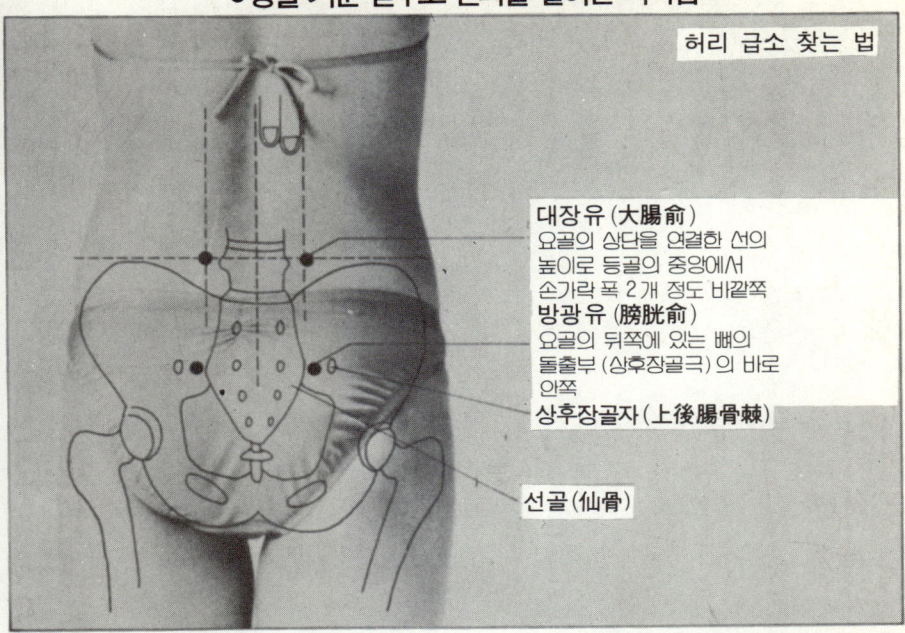

허리 급소 찾는 법

대장유 (大腸俞)
요골의 상단을 연결한 선의
높이로 등골의 중앙에서
손가락 폭 2 개 정도 바깥쪽
방광유 (膀胱俞)
요골의 뒤쪽에 있는 뼈의
돌출부 (상후장골극) 의 바로
안쪽
상후장골자 (上後腸骨棘)

선골 (仙骨)

손목의 강한 마찰

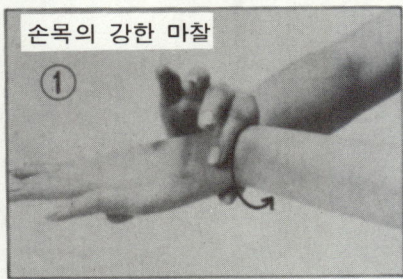

① 엄지와 인지로 링을 만들고 반대 손목을
강하게 잡는다.

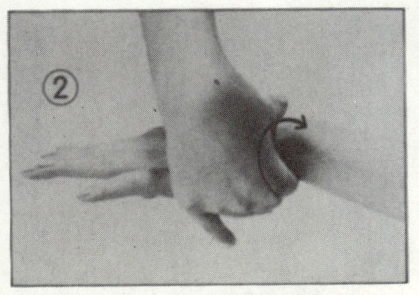

② 손가락의 링을 좌우로 빙글빙글 돌리면서
빨개질 정도로 손목을 강하게 문지른다.

허리 급소의 지압

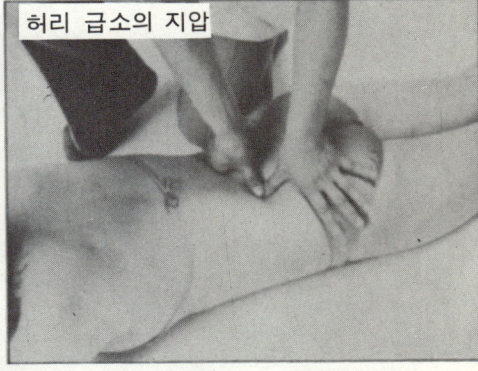

엄지를 겹치고 손가락 끝에 체중을 걸면서
위손가락으로 누르는 요령으로 지압한다.

● 화장실 안에서 할 수 있는 지압 ●

소지구(小指丘)
주물러 풀어주기

소지측의 손목을 따라 측면을
반대손의 엄지로 잘 주물러
풀어준다.

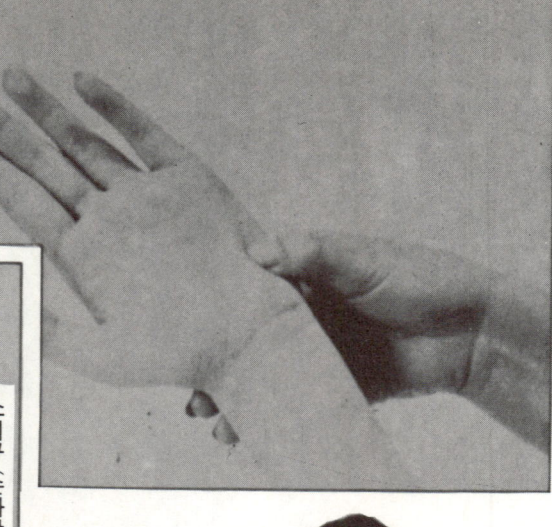

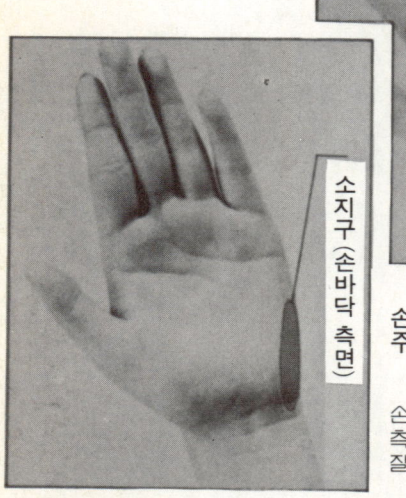

소지구(손바닥 측면)

손톱측면
주물러 풀어주기

손톱이 난 부분을
측면에서 끼워서
잘 주물러 풀어준다.

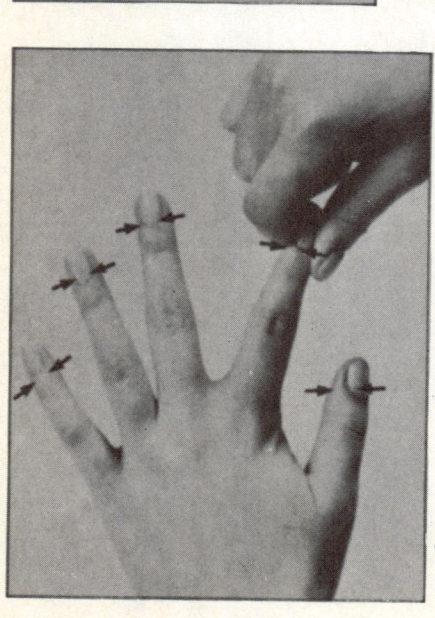

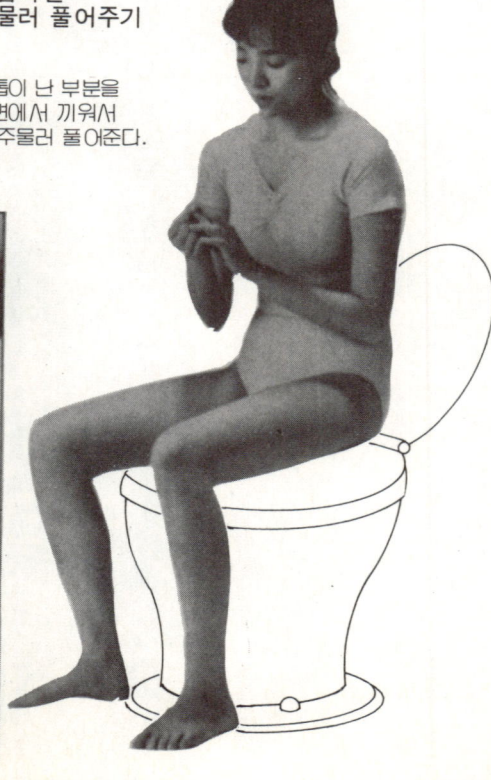

올바른 연고, 좌약, 내복약의 사용법

치질의 치료에 사용되는 약은 치질의 괴로운 증상을 편히 하거나 치핵의 가벼운 것을 치료하는 효과가 있다. 그러나 치루나 진행된 치핵은 수술을 하지 않으면 고칠 수 없으며, 증상은 치질과 비슷하더라도 암과 같은 무서운 병일 수도 있다.

약을 사용하기 전에 약만으로 치료될 정도의 치질인가 어떤가, 무서운 병이 숨어 있지 않은가 등 반드시 의사의 체크를 받아두지 않으면 안된다.

내복약에는 출혈을 개선하는 효과가 있다

치핵의 통증이나 붓는 데에는 내복약으로 소염효소제(消炎酵素劑)가 사용된다. 이 약에는 통증을 편히 하는 작용이 있는데, 의사의 지시로 사용해야만 하는 약이므로 여기에서는 생략한다.

시판되고 있는 치질약의 대부분은 혈액순환을 개선하는 작용이 있는 것이다. 소염진통 작용도 있다고 하지만, 즉효성(即效性)은 그다지 기대할 수 없을 것이다. 계속 사용하면 치핵의 원인이 되는 항문 주변의 정맥 울혈을 제거하고, 치핵의 증상을 개선하는 타입의 약이다.

금방 효과가 나는 좌약과 연고

좌약, 연고는 스테로이드계, 비스마스계, 그밖의 것 3가지로 대별된다.

스테로이드계란 부신피질 홀몬을 사용한 약으로, 부은 데나 통증에 아주 잘 듣는 반면 부작용도 심하기 때문에 급성기에만 사용해야 할 약이다.

비스마스계의 약도 스테로이드계 만큼은 아니지만 오랫동안 사용하면 부작용이 나는 수가 있다. 장기간의 사용은 애써 피하지 않으면 안된다.

스테로이드계, 비스마스계 이외의 약은 즉효성으로 떨어질지도 모르지만 비교적 안심하고 사용할 수 있다.

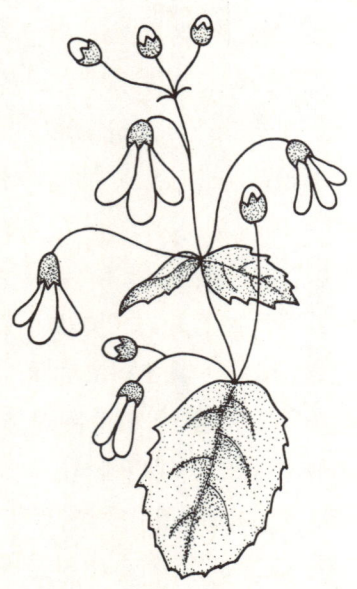

좌약이나 연고에는 즉효성이 있지만 부작용이 심한 약이 많다. 아마추어의 판단으로 남용하지 않는다.

치질에 효과가 있는 한방약은 이렇게 선택한다

"치질이 한방약으로 나을 리가 없다"는 전문가가 있다. 확실히 치루나 탈항을 반복하는 진행된 치핵에서는 수술을 하지 않으면 낫지 않을 것이다. 그러나 치핵이라도 제1도~제2도 정도로 진행한 것이 아니면 효과를 충분히 기대할 수 있는 것이라고 생각한다. 한방에서는 치질이 '어혈(瘀血)'에서 일어난다고 생각하며, 그것을 개선하는 약을 사용한다. 어혈이라는 것은 혈류의 정체를 보고 말하는 것이므로 현대의학의 입장에서 보더라도 올바른 것이다. 항문열항에 대해서는 변통(便通)을 정비하는 작용의 약과 상처를 치료하는 약을 병용하는 등, 그 치료법은 서양의학적으로도 이치에 맞는다.

실제로 치핵에 걸린 환자에게 한방약을 사용하고 증상과 병상이 좋아진 예가 많이 있다. 한방약은 역시 전문가의 지도로 사용해야 하겠지만 여기에서는 사용법의 개요만을 이야기해 두겠다.

체력이 있는 사람(실증；實證)에게 사용하는 한방약
① 을자탕(乙字湯)

체력이 충실한 사람에서 중간 정도인 사람까지 폭넓게 사용할 수 있는 치질의 묘약(妙藥)이라고 한다. 자주 변비가 있고, 통증과 출혈이 있을 때에 사용한다. 치핵, 항문열항 또한 탈항에 효과가 있지만 만성화된 치질에는 듣기 어려운 것 같다.

② 계지복령환(桂枝茯苓丸)

체력이 중간 정도 이상인 사람의 치핵에 사용한다. 변비는 없지만 자주 현기증이 나고, 배꼽의 주변 아래를 누르면 저항이 있으며 압통을 느낀다는 경우에 적합하다.

③ 대황모단피탕(大黃牡丹皮湯)

체력이 충실하며 변비가 자주 있고, 배꼽의 비스듬히 아래를 누르면 저항이 있으며, 울리는 통증이 있다는 사람의 치핵에 이용한다.

체력이 약한 사람 (허증 ; 虛證)에 사용하는 한방약

① 궁귀교애탕(芎歸膠艾湯)

체력이 중간 정도에서 약한 사람까지, 내치핵(內痔核)으로 출혈하는 사람에게 폭넓게 사용할 수 있는 좋은 약이다.

② 당귀작약산(當歸芍藥散)

몹시 추위를 타며, 무력 체질인 사람의 치질 출혈에 이용한다. 단지 위약(胃弱)한 사람에게는 부적합.

③ 보중익기탕(補中益氣湯) 또는 십전대보탕(十全大補湯)

어느 것이나 체력이 약한 사람에게 사용하는 처방으로, 노인의 치질에 자주 사용된다. 치질의 출혈 때문에 빈혈 기미가 있어 쉽게 피로해진다고 하는 경우에 적합하다. 체력을 회복시키는 일에 의해서 치질의 치유를 빠르게 할 목적으로 사용하는 약이다.

외용의 한방약

① 망우탕(忘憂湯 ; 감초탕)

한방 생약의 감초를 끓인 액을 세면기 등에 넣어서 미지근한 물로 엷게 하고 이 약탕에 엉덩이를 담근다. 탈항과 항문열항으로 통증이 괴로울 때에 행하면 통증이 편해진다.

② 자운고(紫雲膏)

바르는 약으로, 항문열항과 외치핵인 때에 바르면 상처의 치유를 빠르게 한다. 항문의 부기나 늘어짐에도 유효하다.

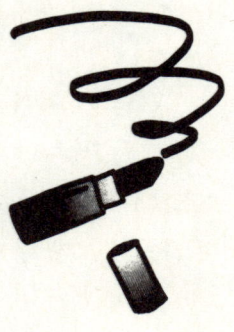

치핵이나 항문열상의 가벼운 정도라면 한방약을 이용하는 것만으로 충분히 고칠 수가 있다.

치질의 성가신 증상을 퇴치하기 위한

이론편

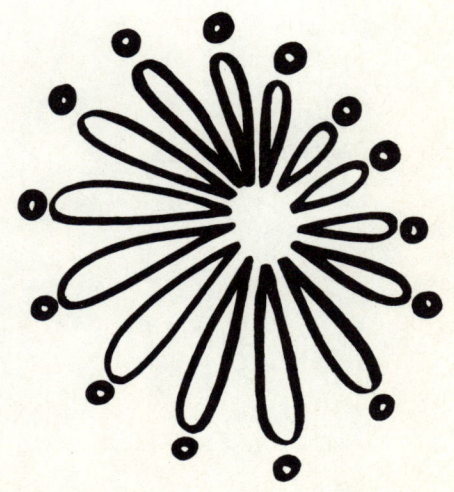

치질의 성가신 증상을 퇴치하기 위한 이론편

성가신 증상은
왜 일어나는가

항문의 병에는 여러 가지가 있는데, 그 중에서 가장 많은 것이 치핵, 다음으로 항문열항과 치루이며, 이 3개의 병이 전체의 약 80%를 차지한다.

치핵이 가장 많은 것은 남녀 공히 공통되고 있지만, 두 번째로 많은 것은 남성은 치루, 여성은 항문열항으로 남녀에 차이가 있다. 이 차이는 남녀의 항문 괄약근의 해부학적인 상태 및 여성에게 변비증이 많은 것 등에 의한다고 생각할 수 있다.

치질은 두 다리 보행을 시작한
인간의 숙명병

'치질'은 인류가 4개의 발에서 일어서서 두 발로 보행을 시작했기 때문에 생긴 숙명병이라고 말해지고 있다.

항문은 가는 혈관이 많이 모이고 정맥이 그물눈과 같이 둘러쳐져 있다. 이것을 치정맥총(痔靜脈叢)이라고 하는데, 여기는 원래부터 상당히 혈액이 울체하기 쉬운 부분이다. 왜냐하면 다리의 정맥에 있는 것과 같은 역류 방지(逆流防止) 장치로 되는 정맥변(靜脈弁)이 항문의 정맥에는 없기 때문이다. 이것은 네 발 시대의 유물이며,

지금은 항문이 심장보다 낮은 위치가 되어 버렸기 때문에 혈액의 울체가 일어나게 된 것이다. 울혈에 의해서 정맥이 돌기처럼 부풀어 버린 것이 다름 아닌 돌기치질, 즉 치핵(痔核)인 것이다.

중요한 원인은
변비와 설사

치질이 인간에게 있어서 숙명적인 병이라고는 하나 물론 예방할 수 없는 것은 아니다.

치질을 일으키는 원인의 하나에 항문을 비위생적으로 해두는 것을 들 수 있다. 비위생이라고 해도 단순히 엉덩이를 더럽게 하고 있다는 것만이 아니라 변통이 순조롭지 않은 일, 즉 변비나 설사로 고생하고 있는 일도 포함된다.

변비에 걸려 있으면 화장실에 있는 시간이 길어져서 힘을 강하게 준다. 그 때문에 항문부의 울혈이 높아지기 쉽고, 이것이 치질을 야기시키는 원인이 되는 것이다. 또 딱딱하고 굵은 변이 나올 때에 항문의 가장자리를 찢겨버려 항문열항(裂肛)을 일으키게도 된다.

한편 설사는 치루의 유인(誘因)이 된다고 생각되고 있다. 치루는 항문 속에 있는 작은 패인 곳(항문소와 ; 肛門小窩)에 세균이 감염되기 때문에 일어난다. 설사일 때는 변이 그 패인 곳에 들어가기 쉬우며, 치루(항문주변 농양 ; 膿瘍)은 설사에 잇따라서 일어나기 쉬운 것이다.

설사는 또 치핵의 원인이 되기도 한다. 설사를 하고 있으면 흔히 말하는 무지근한 배로 화장실에 있는 것이 길어지기 쉽다. 이와 같은 설사(변이 나올 듯한 느낌이 있는데 좀처럼 나오지 않는다)일 때는 항문에 부담이 가서 외치핵(外痔核)이 되는 수가 있다.

치질의 예방에는 항문을 언제나 청결히 해 둘 뿐만 아니라 변통을 정비하도록 명심해 두는 것이 중요하다.

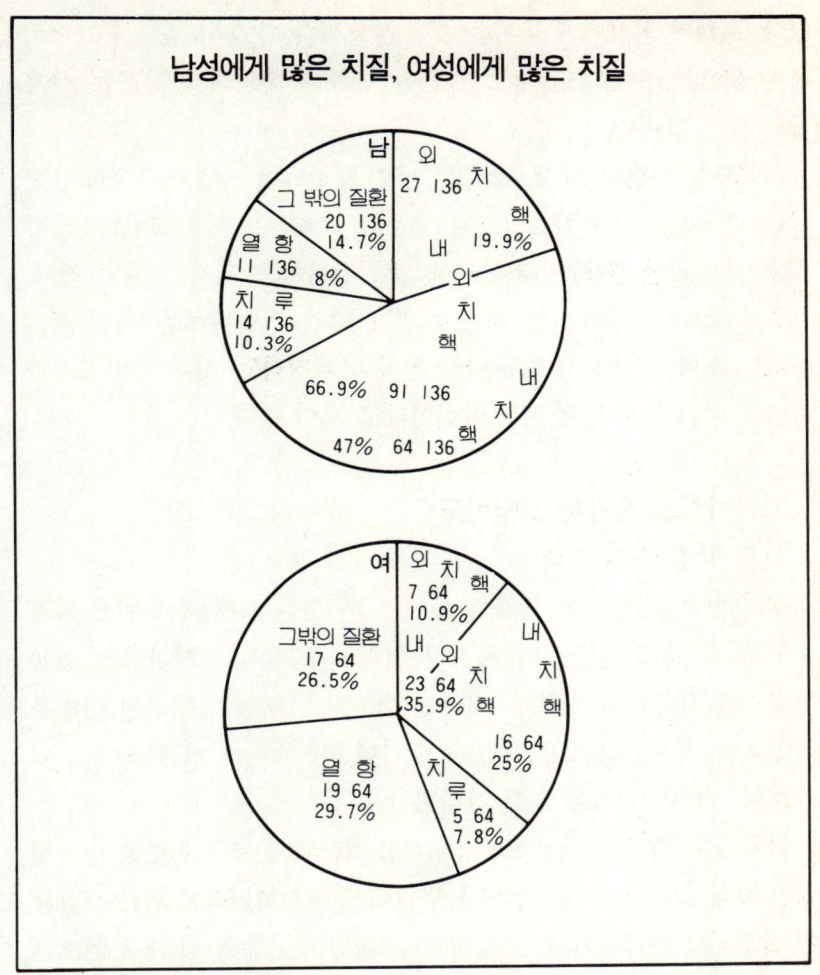

남성에게 많은 치질, 여성에게 많은 치질

'치질은 수술하지 않으면
안 낫는다'라는 것은 미신

치질이라는 병은 장소가 장소인 만큼 어쩔 수도 없게 되고 나서 진찰을 받는 경우가 두드러진다.

'치질은 수술하지 않으면 낫지 않는다'고 여러분은 자주 말하지만, 치핵과 항문열항에서는 수술을 하지 않아도 되는 경우가 많이 있다. 오히려 의사에게 보이는 것이 부끄럽다, 수술이 무섭다고 방치해둔 탓으로 수술하지 않으면 안될 만큼 악화되어 버렸다는 예가 실로 많은 것이다.

최근에는 여러 가지 새로운 치료법이 개발되어 전에는 수술이 필요했던 경우라도 통원치료만으로 충분히 고칠 수 있게 되었다. 설령 수술이 필요한 경우라 해도 수술법의 진보에 의해서 고통도 적고, 수술 후 상태가 나빠지는 일 또한 적게 되었다. 일찍이는 '치질 수술은 괴로우며, 수술하면 항문의 조임이 나빠진다'는 사람도 있었지만 지금은 이러한 일은 완전한 미신이라고 되어 있다.

치질이라고 생각하고 있어도
실은 암일 수가 있다

내가 알고 있는 어떤 환자의 예이다. 이 분은 배변 때에 변에 피가 묻는 것을 보고 틀림없이 치질일 거라고 생각하고 시판하고 있는 치질약을 사용하고 있었다. 이윽고 변통도 나빠졌기 때문에 이것은 이상하다 생각하고 병원으로 온 것인데, 이 때는 이미 직장에 암이 진행되고 있어서 때를 놓친 상태였다.

이와 같은 경우는 결코 드물지 않다. 이러한 불행한 지경을 당하지 않기 위해서도, 설령 치질임에 틀림없다고 생각되더라도 빠른 시일내에 전문의의 진찰을 받고 걱정이 없는 병인 것을 분명히 해 두었으면 하고 바란다.

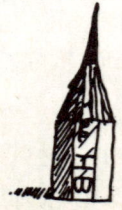

당신의 치질은
어떤 타입인가

증상으로 판별하는
항문의 병

치질의 주된 증상은 출혈, 통증, 돌기의 3가지이다. 이 3가지 증상으로 치질의 종류를 대충 판별할 수가 있다.

출혈하고 있으면

우선 내치핵(內痔核)을 생각할 수 있다. 출혈의 정도는 가지각색이며, 종이에 찔끔 묻는 정도에서 선혈(鮮血)이 흐르듯이 나오는 '피가 마구 나오는 치질'까지 다양하다. 이밖에 출혈을 보는 병에는 직장암, 직장 폴립, 직장염, 궤양성 대장염, 대장게실(大腸憩室) 등이 있다. 변에 피가 섞여 있거나, 점액이 나오고 있을 때는 치질 이외의 병을 생각하지 않으면 안된다.

배변하면 아프다

항문열항을 생각할 수 있다. 단단한 변이 나온 뒤, 찡하고 심한 통증에 휩싸인다. 통증이 계속되는 시간은 각각 다르며, 금방 가라앉는 것에서 반나절 정도 계속되는 것까지 있다. 배변을 할 적에 이 통증을 반복한다.

배변과는 관계없이 아프다

외치핵, 감돈내치핵(嵌頓內痔核), 탈항(脫肛), 항문 주변 농양을 생각할 수 있다. 외치핵은 항문의 주위에 돌기가 생기는 병으로 욱신욱신 쑤신다. 감돈내치핵은 내치핵의 부증이 항문에 끼어서 괄약근에 조여진 상태이다. 항문의 전주위에 걸쳐서 밖에 나와 버린 것이 탈항(脫肛)이다. 항문 주변 농양은 항문의 주변이 전부 부어 올라서 열감을 동반한다.

돌기가 나와 있다

가장 많은 것은 내치핵이다. 그 밖에 외치핵, 항문열항에 동반해서 생기는 돌기, 외치핵 뒤에 생기는 피부의 늘어짐, 항문 폴립 등을 생각할 수 있다.

그 밖의 증상

고름 등의 분비물이 있거나 가려움이 있는 증상을 자주 볼 수 있다. 분비물을 볼 수 있는 병에는 치루, 종기, 분류종(粉瘤腫), 농피증(膿皮症) 등이 있으며, 가려움이 있는 경우에는 습진, 칸디나증, 항문소양증(肛門搔痒症), 첨형(尖形) 콘지롬 등을 생각할 수 있다.

내치핵(소위 돌기치질)

항문이란 엉덩이의 구멍에서 상방으로 약 3~4cm의 길이를 가지는 항문 괄약근이라고 불리는 근육에 의해 조여져 있는 부분을 말한다. 다음 페이지 그림에서 알 수 있듯이 항문의 중간 정도부터 약간 안에 파형(波形)을 한 선[치상선(齒狀線)이라 한다] 이 있으며, 이 선의 위와 아래는 혈관, 임파관, 신경 등의 조직에 커다란 차이가 있다. 또 항문의 아래와 치상선의 위에 정맥이 그물눈처럼 빙 둘러쳐져 있다. 이 중에 상방을 둘러싸고 있는 것을 내치정맥총(內痔靜脈

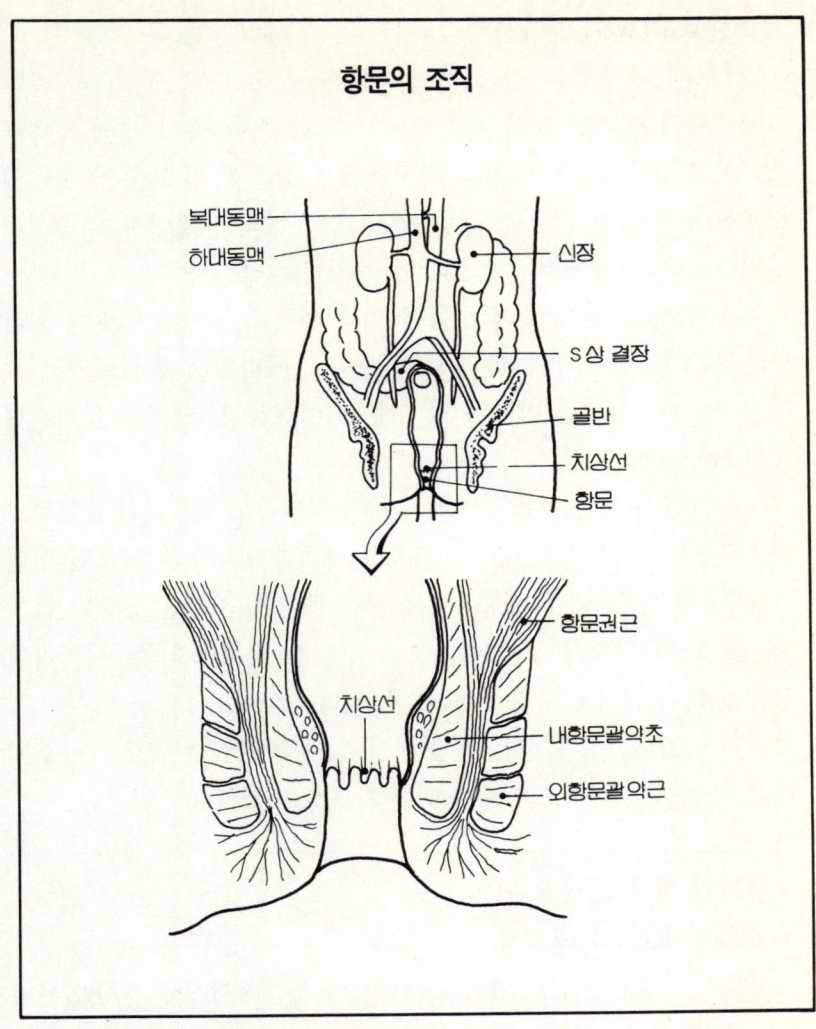

항문의 조직

복대동맥
하대동맥
신장
S상 결장
골반
치상선
항문

항문권근
치상선
내항문괄약초
외항문괄약근

叢), 하방을 외치정맥총(外痔静脈叢)이라 하며, 각각의 정맥에 순환
장해가 일어난 경우를 내치핵, 외치핵이라고 한다. 또 치상선의 위쪽
은 점막을 닮은 상피가 덮고, 치상선에서 아래는 항문 상피에 의해
덮여져 있다. 치상선에서 위부분에는 통증을 느끼는 신경이 있으므로
그 부분에 생기는 내치핵은 통증이 거의 없다.

출혈로 비로소 알아차리는
제1도의 내치핵

내치핵이 생기는 것은 항문의 안이므로 작은 혹이 생겨 있어도 모르고 지내고 있다. 이윽고 화장실에서 강하게 힘을 주어 울혈이 높아진 부분에 단단한 변이 지나면 스쳐서 상피가 찢어지고, 출혈이 일어난다. 여기에서 비로소 치핵을 자각하는 셈이다.

출혈의 정도는 그 때의 상황에 의해 다른데, 솟아오르듯이 흘러 나오는 것도 있다. 배변이 끝나면 울혈도 가라앉고 출혈도 자연히 멈춘다. 그러나 한번 상처가 난 부분은 배변을 할 때마다 찢어져서 출혈을 반복하게 된다.

출혈이 많을 때는 물론이고 설사 양이 적더라도 반복해서 출혈하고 있으면 이윽고 빈혈이 되므로 조속히 치료를 받아두지 않으면 안된다. 전술한 바와 같이 치상선에서 위에 생긴 내치핵은 통증이 없기 때문에 그만 방치해 두기 쉬우므로 주의가 필요하다. 이 시기라면 수술을 하지 않아도 충분히 고칠 수 있다.

치핵이 있더라도 증상은 출혈 뿐이고, 치핵이 항문 밖으로 나오지 않는 이 단계를 '제1도의 내치핵'이라 부르고 있다.

돌기가 밖으로 나오는
제2도, 제3도의 내치핵

치핵이 진행되면 점점 커져서 배변시에 항문에서 얼굴을 내밀듯이 된다. 처음에는 배변이 끝나면 자연히 들어가 버리지만, 마침내는 손으로 밀어넣지 않으면 원래로 돌아가지 않게 된다.

이 시기도 출혈은 여전히 계속된다. 치핵이 항문 밖으로 탈출하게 되기 때문에 치핵을 덮는 상피도 변화해서 쉽게 출혈하게 된다. 그러나 전술한 대로 탈출하더라도 손쉽게 항문 내로 수습되는 동안은 통증이 없다. 또 치핵이 감돈(嵌頓)을 일으키는 일도 거의 없기 때문

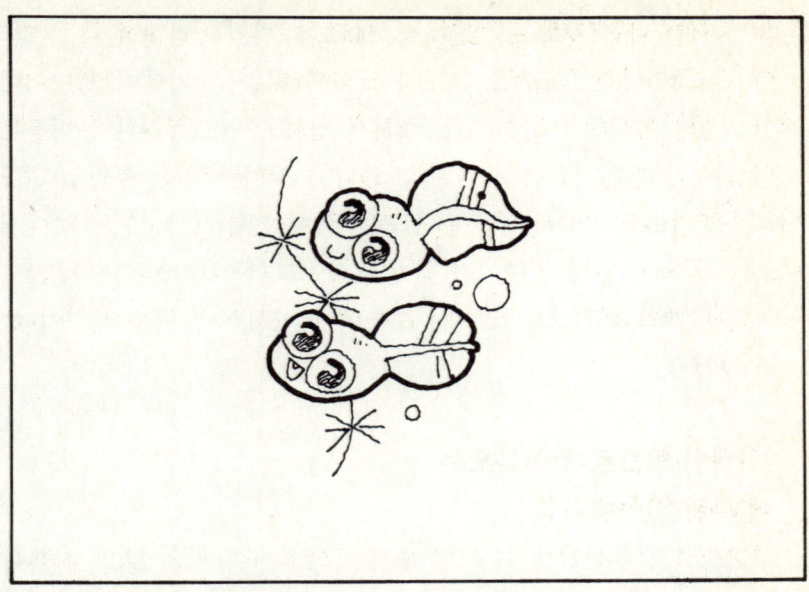

에 방치되기 쉬운 것이 어 시기이다.

치핵이 한층 더 진행되면 배변시에 튀어 나온 치핵을 손으로 밀어 넣지 않으면 자연히 항문내로 돌아가지 않게 되어 버린다. 이 단계의 내치핵을 제3도의 내치핵이라 한다. 제3도의 내치핵도 출혈을 동반하기 쉽지만, 통증은 그다지 없는 것이 보통이다.

돌기가 안으로
들어가지 않게 되었으면
제4도의 내치핵

더욱 진행하면 치핵이 나온 채인 상태가 되어 버린다. 기침이나 재채기를 하거나 무거운 것을 들어 올리거나 했을 때에 바로 탈출하고, 마침내는 서거나 걷거나 할 뿐으로도 나오게 된다.

밀어 넣어도 좀처럼 들어가지 않고, 또 들어가더라도 금방 나와 버린다. 너무 펴진 고무풍선처럼 탄력이 없어져 버리는 것이다. 이와 같이 치핵이 나온 채로 된 상태를 '제4도 내치핵'이라고 한다.

이 단계가 되면 통증은 그다지 느끼지 않는다. 치핵이 엉덩이에 끼인 불쾌감이 있을 뿐이지만, 스쳐서 염증을 일으키거나 분비물로 오염되어 가려워지거나 하는 수도 있다. 그 부분에서의 출혈로 빈혈이 더욱 악화되기 쉽다. 때로는 탈출한 치핵이 항문 괄약근에 조여서 탈출의 상태가 되며, 아주 고생하게 된다. 그러한 일이 일어나지 않도록 이 단계가 되었으면 조속히 수술을 받아서 엉덩이를 깨끗이 해 두기 바란다.

치핵이 밖으로 튀어나오는
탈항과 감돈내치핵

제4도의 진행된 치핵이 되면 주위의 조직이 탄력을 잃고, 치핵이 항문 밖으로 탈출한다. 이 상태를 '탈항(脫肛)'이라 부르고 있다. 때로는 탈출한 내치핵이 괄약근에 의해 조여지는 수가 있는데, 이와 같은 상태를 감돈내치핵이라 한다.

이렇게 되면 빨갛게 부어올라서 원래로 돌아가지 않게 되고, 고통에 휩싸인다.

이럴 때는 앞에서 말한(우선 어떻게 할까 4)방법을 시험해 보는 것도 좋을 것이다. 만약 혼자서 원래로 되돌릴 수가 없으면 빨리 의사에게 진찰을 받아주기 바란다. 의사는 그 시점에서 감돈을 되돌리는 처치를 행함과 함께 소염효소제를 주어 부은 것을 가라앉도록 한다. 부어 있을 때에는 출혈도 많고, 수술도 괴로우므로 이 시기에는 수술을 하지 않는 편이 좋고, 부기가 가라앉았을 때, 행하는 편이 좋을 것이다.

탈항했다고 해서 반드시 바로 수술을 하지 않으면 안되는 것은 아니고, 제2도까지의 내치핵이라면 통원치료(通院治療)로도 충분한 경우가 적지 않다.

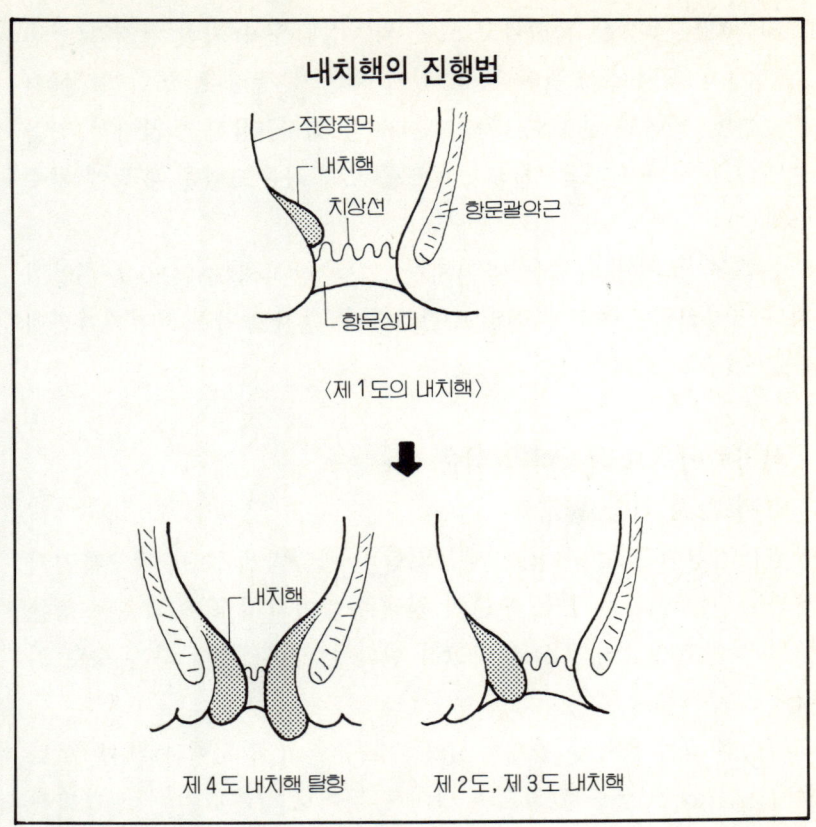

내치핵의 진행법

직장점막
내치핵
치상선
항문괄약근
항문상피

〈제1도의 내치핵〉

내치핵

제4도 내치핵 탈항   제2도, 제3도 내치핵

외치핵(소위 돌기치질)

대부분의 경우, 항문의 가장자리에 쌀알 크기에서 엄지의 머리 크기 정도의 돌기와 같은 부풀음이 생기며 욱신욱신 쑤시고 아프다. 때로는 항문의 전주위에 걸쳐서 부어오르는 수도 있다.

**통증은 괴롭지만
방치해 두어도 상관없다**

외치핵은 항문을 둘러싸고 있는 외치정맥총에 피의 덩어리(혈전, 血栓)가 생겨서 혈관을 막고 있기 때문에 생긴다. 또한 혈전(血栓) 뿐만 아니라 부종도 더해지는 수가 있다. 장시간 앉아서 일을 하거나, 변비와 설사를 하거나, 골프를 오래 라운드했을 때 등에 자주 발병한다.

통증이 심해서 괴로운 병이지만, 그냥 방치해 두어도 4~5일이 지나면 자연히 통증도 가라앉고 편해진다. 단지 돌기가 없어지기까지는 2~4주일이 걸린다.

외치핵이라고 착각하기 쉬운
여러 가지 이상(異常)

항문열항이 있는 사람은 항문열항의 바깥쪽에 소위 파수돌기가 생긴다. 외치핵도 부풀은 부분이 원래로 돌아가지 않게 되어서 항문 주위의 피부가 늘어져(스킨타그라 한다) 돌기와 같이 되는 수도 있다.

이러한 부풀음이나 돌기와 같은 것은 흔히 외치핵(外痔核)으로 착각되기 쉽다. 통증도 없으며 방치해 두어도 상관없지만, 신경써서 치료를 받으러 오는 사람이 있다. 특히 젊은 여성에게 많은 것같다. 걱정이 되어 어쩔 수가 없다거나 방해가 되어서 변이 깨끗이 닦이지 않을 때에는 수술해서 잘라낸다.

열항(裂肛 : 항문열상)

단단하고 굵은 변을 반복해서 배출하고 있는 사이에 때로 항문 주변이 찢어져 찡하는 심한 통증에 휩싸이는 수가 있다. 이것이 열항이며, 항문 열상이라고도 말해진다. 여성, 특히 20대의 젊은 사람들에게 많은 것이 특징이다.

괴로운 통증이
언제까지나 계속된다

항문의 주변은 신경이 많이 집중돼서 민감한 장소이므로 설령 상처가 적더라도 아주 아프게 느껴진다. 통증 탓으로 내괄약근(內括約筋)이 경련을 일으키기 때문에 통증이 더욱 심해지고 언제까지나 계속되게 되는 것이다. 통증은 가벼우면 몇 분만에 가라앉지만, 길어지면 몇 시간에서 반나절에 이르는 수도 있다.

열항의 통증을 일으키는 주역은 이 내괄약근의 경련이다. 통증을 제거하기 위해서는 우선 경련을 가라앉혀 줄 것. 그를 위해서는 엉덩이를 따뜻하게 하고 몸의 긴장을 풀면 효과가 있다. 경련이 가라앉으면 통증은 없어져 편해진다.

반복되는 통증이
더욱 악순환을 초래한다

열항의 최대의 원인은 변비이다. 변비 때문에 단단하고 굵은 변이 나오며 항문 주위를 찢어버리는 것이다.

열항을 한번 일으키면 배변을 할 때마다 심한 통증에 휩싸이게 된다. 통증이 괴롭기 때문에 그만 배변을 참게 되는 것이다. 변이 장 속에 머물러 있는 시간이 길어지면 길어질수록 수분이 흡수되어서 변은 딱딱해져 오히려 좋지 않다.

개중에는 배변이 괴롭다고 해서 음식의 양을 줄이거나 소화가 좋은 것을 선택해서 먹는 사람도 있다. 변의 양이 적으면 확실히 배변의 횟수는 감소하지만, 변이 장내에 오래 머무르게 되어서 딱딱해 지며, 결과적으로는 항문에 무거운 부담을 주게 되지 않을 수 없다.

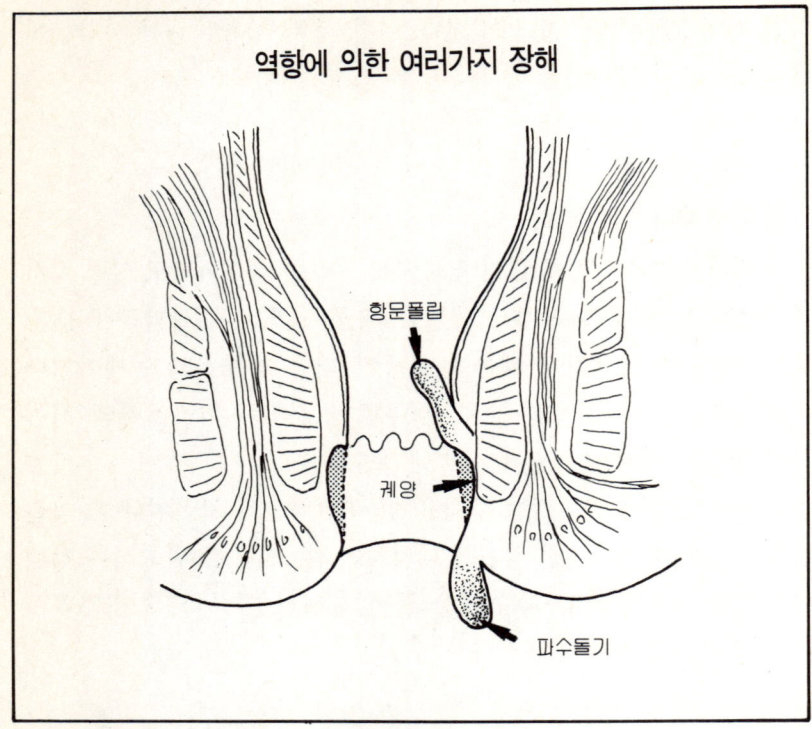

역항에 의한 여러가지 장해

항문폴립

궤양

파수돌기

열항이 원인으로 일어나는
여러 가지 장해

이렇게 해서 배변을 할 적마다 손상을 되풀이하고 있으면 상처가
점점 깊어져서 궤양 상태가 된다. 이 궤양은 좀처럼 낫기 어렵고,
이것이 오래 계속되면 내괄약근은 섬유화(纖維化)해서 딱딱하게
줄어들며, 항문이 좁아진다. 그 결과, 점점 변이 나오기 어렵게 되어
상처를 악화시키는 악순환에 빠진다.

상처가 만성화(慢性化)되면 그 양끝의 부분이 솟아오르기 시작한
다. 항문의 바깥쪽에 생긴 이 돌기와 같은 부풀음을 '파수돌기'라고
한다. 치핵과 자주 혼동되지만, 염증성의 변화로 오래 전부터 열항이
있다는 증거가 된다.

한편 항문 안쪽의 부풀음이 커지면 탈출하기 시작한다. 내괄약근이 경련하거나 변비 때문에 울혈이 일어나고, 내치핵은 합병하는 수도 있다.

어쨌든 빨리
치료하는 것이 포인트

이상과 같은 이유로 열항은 빨리 치료하는 것이 가장 중요하다. 초기라면 혼자서 고칠 수도 있다.

가장 중요한 것은 변비가 되지 않는 일이며, 섬유가 많은 식사를 해서 매일 정해진 시간에 배변하는 습관을 들이도록 한다. 또 목욕도 중요해서 상처 부분을 항상 청결하게 유지하도록 주의해주기 바란다. 목욕을 해서 엉덩이를 따뜻하게 하면 통증이 완화되고, 혈행이 좋아져서 상처의 치유를 빠르게 한다.

치루(혈치 ; 穴痔)와 항문 주변 농양

열항이 여성에게 많은 것에 비해 치루(痔瘻)는 어느 조사를 보더라도 남성에게 많은 것이 특징이다. 치루는 아기에게서도 볼 수 있는데, 역시 그 대부분이 남자 아기이며, 여자 아기에게 생기는 일은 거의 없다. 어째서 치루가 남성에게 많고 여성에게 적은지 그 이유는 지금으로선 불명이다.

부종, 열, 통증이 주된 증상

　항문의 거의 중간 정도 보다 조금 위쪽에 있는 치상선의 부분에 항문소와[항문음와(陰窩) 혹은 항문선와(腺窩)라고도 한다]라고 불리는 작은 패인 곳이 있다. 그 밑에는 항문선이라는 선조직이 있다.

　변은 언제나 이 항문소와 옆을 통해서 나오기 때문에 설사 등을 해서 변이 그 속에 들어가면 세균이 감염해서 염증을 일으키는 수가 있다. 염증은 항문선에서 점차 안으로 진행하고, 화농(化膿)해서 항문의 주위에 고름 덩어리를 만든다. 이 상태를 항문주변 농양이라고 한다.

　이렇게 되면 항문 주변의 피부가 전체적으로 부어서 욱신욱신 아프게 되며, 열도 나기 시작한다. 때로는 38도에서 39도에 이르는 고열(高熱)이 되는 수도 있다.

　고름이 얕은 곳에 고인 경우는 부기나 통증 등의 증상이 심하게 된다. 깊은 곳에 생긴 경우에는 증상이 훨씬 덜하지만 이 편이 성질이 좋지 않다고 할 수 있다. 항문주변 농양이 진행하면 이윽고 항문 주위의 피부 등에 구멍을 뚫고 고름을 배출한다. 고름의 배출구가 생기면 통증이나 발열 등의 증상이 편해진다.

　자연히 구멍이 열리지 않을 때는 의사가 찢어야 한다. 고름의 배출구가 생기면 항문소와에서 거기까지 고름의 터널이 통한다. 이 터널이 생긴 상태를 치루라고 한다.

치루는 수술하지 않으면 낫지 않는다

　일단 치루가 되면 구멍에서 질금질금하고 고름이 계속 나온다. 구멍이 작아지고 막힌 듯이 보여도, 또 안에서 화농이 시작되어 고름이 고이며 통증이나 열이 나서 구멍에서 고름이 스며나오기 시작한다. 터널이 분기해서 별도의 부분에 구멍을 내는 수도 있다.

치질의 여러가지

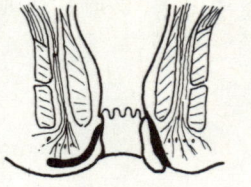

피하치루

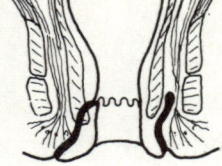

저위항문치루

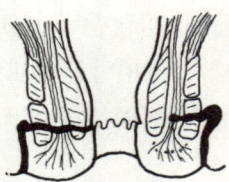

고의항문치루

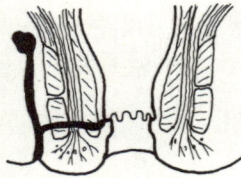

항문직장치루

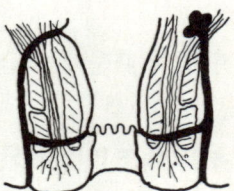

괄항근치루

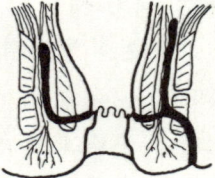

고위근간치루

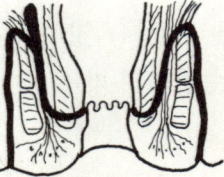

괄약근상치루

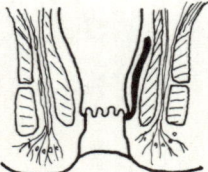

점막하치루

이러한 상태를 몇 번이나 되풀이 하기 때문에 확실히 치료를 받아 두라는 것이다. 치루는 자연히 낫는 일은 거의 없고, 수술이 필요한 병이다. 진찰을 하루 늦추는 것은 병을 진행시킬 뿐이라는 사실을 이해해 주기 바란다.

치루는 암이 될 수 있다

치루를 언제까지나 방치해두면 오래된 고름의 터널에 암이 발생하는 일이 있다. 되풀이해서 염증을 일으키고 있는 중에 그 자극에 의해서 암이 발생한다고 하는 일은 충분히 생각할 수 있다. 그렇다고는 하나 그 수는 극히 적으므로 무턱대고 두려워할 필요는 없다. 다만, 그러한 위험을 일으키는 일이 없도록 빨리 확인해서 치료를 받아 두자.

설사를 고치고 항문을
청결히 하는 것이 제일

치루의 원인은 아직 알려져 있지 않기 때문에 지금으로선 정확한 예방법이 없다.

그러나 설사가 치루의 하나의 유인(誘因)이 되기 때문에 설사를 하지 않도록 신경을 써야만 한다. 항문소와는 작게 패여 있어 세균 감염을 일으키기 쉬운 부분이므로 설사를 해서 변이 부드러워지면 위험이 증가한다.

자주 설사를 하는 사람은 변통(便通)을 정비함과 함께 목욕을 해서 항상 항문을 청결히 하도록 명심해 주기 바란다.

치루는
유전되는가

결론부터 말하자면, 치루 그 자체는 유전병은 아니다. 그러나 치루가 되기 쉬운 체질은 유전하는 모양으로 치루 환자가 몇 명이나 있는 집안이 있다. 소인(素因)이 있는 사람은 항문의 위생을 명심해서 병발했을 때에 하루 빨리 치료를 받도록 하자.

그밖의 엉덩이 병

직장암

치질이라고 생각하고 있더라도 실은 직장암 등 두려운 병이 숨어 있는 수가 있다. 다음과 같은 증상이 있으면 조속히 의사의 진찰을 받아 주기 바란다

① 출혈

출혈량이 적으며, 피가 변의 주위에 묻어 있거나 변에 섞여 있거나 한다. 또 점액이 섞여 있는 수도 있다.

② 변비와 설사

변비가 되기 쉽거나 설사와 변비를 교대로 반복하거나 하는 증상이 나타나는 수도 있다.

③ 잔변감(殘便感)

배변하더라도 변을 보다 만 듯한 느낌이 남거나 언제나 배변하고 싶은 듯한 불쾌감에 괴로워하는 수도 있다.

④ 가는 변

암이 커지면 변의 통과가 방해당해서 변이 가늘어지거나 적은 덩어리가 되거나 한다.

직장 폴립

직장의 벽에 생기는 혹 또는 버섯과 같은 것으로 직장암의 대부분

은 이것에서 발생한다. 작은 동안은 증상이 없지만, 커지면 변에 스쳐서 출혈하고 변에 피가 묻는다. 암이 되기 전에 발견해서 조속히 처치해야만 한다.

궤양성 대장염

배변하고 싶은 느낌이 언제까지나 계속되고, 배변할 적마다 피와 점액이 변에 소량 섞여 나온다. 증상은 직장암과 아주 비슷하다.

항문암

수로 말하자면 상당히 적다. 치루를 오래 방치해 둔 사람에게서 볼 수 있으므로 치루는 확실히 치료해 두어야만 한다.

항문 폴립

항문의 치상선(齒狀線)의 돌출한 부분을 항문 유두(肛門乳頭)라고 한다. 항문소와(肛門小窩)는 변이 들어가기 쉬운 부분이므로 세균이 감염하고, 종종 염증을 일으킨다. 그 염증이 항문유두에까지 미치면 유두도 부어서 커진다. 되풀이하고 있는 중에 유두가 늘어져 버리는 수도 있다. 열항으로 염증을 반복하고 있어도 항문 폴립이 생겨버린다.

이 커진 항문유두를 비대유두(肥大乳頭) 또는 항문 폴립이라고 한다. 항문 폴립이 길게 늘어지면 항문에서 머리를 내밀고, 치핵과 혼동된다. 단지 치루와 같이 출혈을 하는 일은 그다지 없으며, 직장 폴립과 같이 암으로 변하는 일도 없다. 커져서 배변의 방해가 되게 되면 절제한다.

직장탈(直腸脫)

직장과 항문을 지탱하고 있는 근육 등의 힘이 약하기 때문에 직장

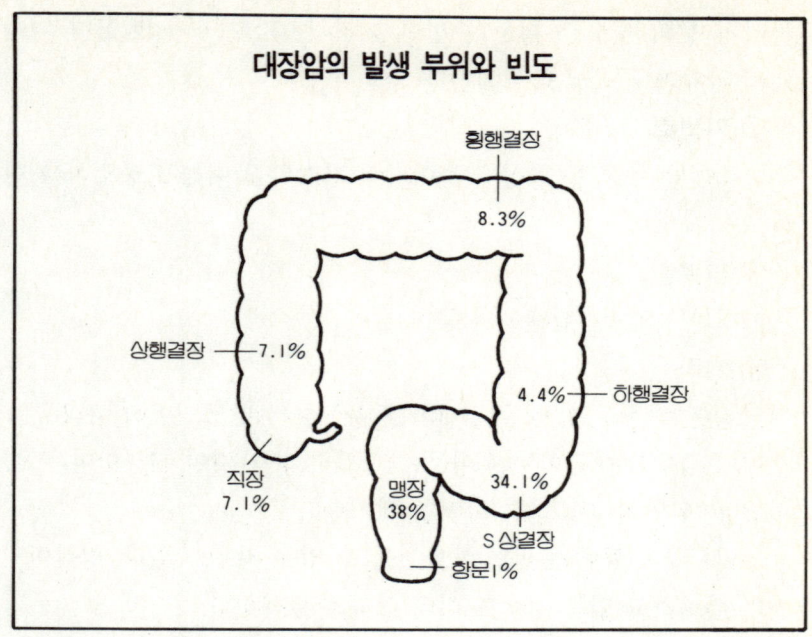

대장암의 발생 부위와 빈도

횡행결장
8.3%

상행결장 —7.1%

4.4%— 하행결장

직장
7.1%

맹장
38%

34.1%

S 상결장

항문1%

의 점막이 말려지는 것처럼 되어 항문에서 나온 상태를 말한다. 치핵이 탈출해서 일어나는 탈행과는 다르며, 청장년층이나 어린이에게서 많이 볼 수 있다.

　이것을 원상태로 되돌리려면 치핵을 되돌리는 법을 시도해 주기 바란다. 어린이의 직장탈은 성장함에 따라 자연히 낫는 수도 있지만, 어른의 경우는 한층 탈출하기 쉬워질 뿐이므로 급속히 수술을 받도록 하자.

항문소양증(肛門搔痒症)

　항문 주변이 가려워 가는 상태로, 다음과 같은 원인을 생각할 수 있다.

① 항문의 병

　탈출한 내치핵, 외치핵, 열항, 치루, 항문 폴립, 파수돌기, 피부의 늘어짐 등의 탓으로 항문 주변이 더러워지거나 변을 깨끗이 닦아 내지 않았거나 해서 불결해진다.

② 기생충

요충이나 모슬 등 침상에 들어가서 가려워질 때는 요충검사를 한다.

③ 피부병

칸디나증, 습진, 알레르기 등

④ 기타

당뇨병, 간장병, 만성 질염(慢性腟炎) 등의 병도 원인이 된다.

어느 경우의 대책이든지 아무튼 청결히 하는 것이 제일이며, 이상과 같은 원인이 나타나면 그것을 제거한다.

그렇지만 개중에는 원인을 발견할 수 없는 경우도 있다. 정신적인 것이 관여하고 있는 경우도 더러 있다고 말해진다.

나는 이 원인불명의 항문소양증의 치료에 알콜을 환부에 주사하는 방법을 시도해서 좋은 성과를 올리고 있다. 항문의 주위에 소량의 알콜을 주사하면 지각이 마비된 것처럼 되고, 가려움도 없어진다. 2일 후 정도에 지각이 되돌아오는데, 그때는 이상하게 가려움이 없어져 있는 것이다.

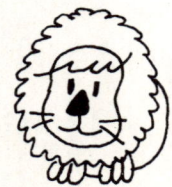

 **치질의 성가신 증상을 퇴치하기 위한 이론편**

병원에서는 이렇게 치료한다, 가정에서는 이렇게 치료한다

'치질은 수술을 하지 않으면 낫지 않는다'고 하는 미신이 언제부턴가 전해져 왔다. 확실히 치루와 같이 수술을 하지 않으면 낫지 않는 치질도 있지만 치핵과 열항은 중증(重症)이 아니면 수술을 하지 않고 치료할 수가 있다.

그런데 이와 같은 미신이 일반적으로 믿어지고 있기 때문에 한편에서는 '치질을 수술하지 않고 치료하는 약'이라든가 '주사 한 대로 치질이 낫는다'라는 선전이 여태까지 버젓이 통하고 있다. 그것을 그대로 받아들인 사람은 약에만 의지해 버리고 수술을 하지 않으면 안될 만큼 병을 진행시키거나 직장암의 발견이 늦어지거나 하는 일이 종종 있는 것이다.

수술을 하는가 어떤가, 어떤 치료법을 선택하는가의 판단은 치질의 종류와 그 진행 상태, 병상(病狀), 환자의 연령이나 직업 등에 의해서 내려진다. 판단하는 것은 의사이지만, 환자도 이러한 일에 관한 바른

내치질핵 자르지 않고 고치는 치료법

내치질핵은 진행된 것이 아니면 수술할 필요는 없다.

우선 이렇게 한다

제1도나 제2도인 내치질핵으로 출혈이 작은 상태이면 다음과 같은 일상생활의 주의를 하면 약을 투여하는 것만으로도 치료할 수 있다.

①변비나 설사를 하지 않게 한다.

②자주 목욕을 해서 항문과 그 주변을 항상 청결하게 유지하고 혈액순환을 자주한다.

③항문에 부담이 가는 작업이나 운동을 장시간 하지 않는다(예를 들면 무거운 물건을 들어 옮기는 일, 쭈그리는 앉는 일, 서서하는 일, 스포츠에서는 야구의 포수, 승마 등 일상생활에서의 자세한 주의는 p156~159참조).

경화요법(주사요법)

제1도인 내치질핵으로 출혈을 하고 있는 경우나 제2도인 내치질핵이라도 출혈이 많은 증상에 행해진다. 조직을 굳게하는 작용이 있는 약을 주사해서 치질핵의 주위를 굳혀서 출혈을 막음과 동시에 치질핵을 축소시키는 치료법이다.

1~2회 주사로 출혈을 멈추고 그후 2~3회 통원 치료하면 완전히 치료된다. 입원할 필요는 없다. 통증도 없고 부작용이나 후유증도 거의 없으므로 임산부나 노인에게도 안심하고 할 수 있는 치료법이다.

또한 주사요법이라고 해서 일찍이 부식제(腐食劑)를 주사해서

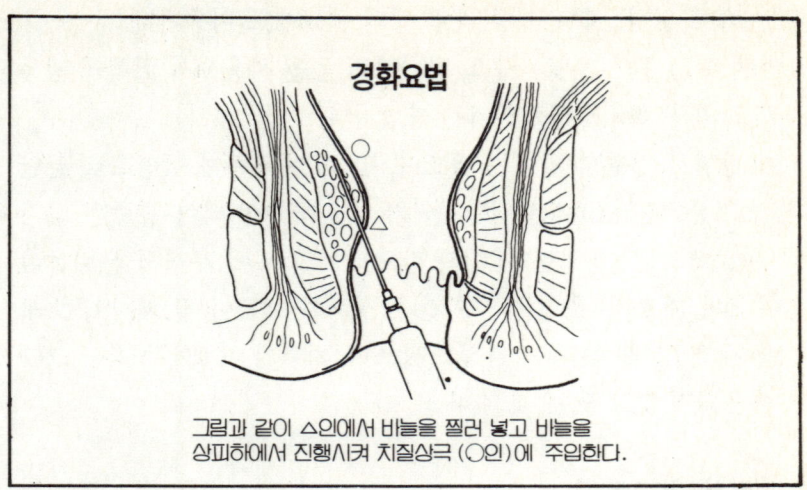

경화요법

그림과 같이 △인에서 바늘을 찔러 놓고 바늘을
상피하에서 진행시켜 치질상극 (○인)에 주입한다.

치핵을 부패시켜 제거하는 방법이 행해지고 있었다. 이 방법은 건강한 조직까지 부식시킬 위험도 있으므로 최근에는 거의 행해지지 않게 되었다.

고무링 결찰법(結紮法)

제3도 또는 제4도의 내치핵으로 치핵이 길게 늘어나 크게 탈출하고 있는 증상에 이용된다. 항문 괄약근의 긴장이 약한 노인이나 여성에게 적합한 치료법이다.

특수한 고무링을 이용해서 치핵의 근원을 묶는 방법으로, 묶여진 치핵은 썩어서 떨어져 버린다. 아주 간단하게 할 수 있는 방법으로 입원할 필요도 없이 2~3회의 통원으로 치료가 끝난다. 결찰한 후, 5~6일로 치핵이 떨어지며, 그 때는 미미한 출혈이 있을 뿐으로 부작용이나 후유증은 거의 보이지 않는다.

냉동요법

제2도 내지 제3도의 내치핵으로 탈출을 반복하는 경우에 적합하다. 이밖에 열항, 치루, 항문 폴립 등의 치료에도 이용된다.

액체질소, 소기(笑氣) 가스, 탄산가스 등을 사용해서 치핵을 냉동시키고 괴사(壞死), 탈락시키는 방법이다.

이 방법도 입원할 필요는 없으며, 몇 회 통원하는 것만으로 끝난다. 초저온(超低溫)에서 냉동시키기 때문에 마비되어 통증은 없지만, 치료에 시간이 걸린다(20분 정도). 치료 뒤에 부어서 분비물이 늘어난다, 때로 큰 출혈을 일으킨다, 상처가 깨끗이 될 때까지 오래 걸린다(약 1개월)는 등의 결점도 많으며, 치핵의 치료에는 최근 그다지 이용되지 않고 있는 것 같다.

적외선 응고요법

제1도, 제2도의 내치핵으로 출혈이 주된 증상인 경우에 행해진다. 이 밖에 외치핵, 열항, 치루 등의 치료와, 제3도의 내치핵에서도 출혈이 있을 때의 응급처치에 사용된다. 항문과만이 아니라 다른 과(科)에서도 출혈을 멈출 때 등에 이용되는 방법이다.

특수한 기계를 사용해서 적외선을 쬐고 환부를 태워 굳혀 버리는 방법이다. 극히 단시간 내에 간단히 할 수 있고, 게다가 고통도 거의 없으며 나중에 상처의 치료도 좋은 모양이다. 다만, 아직 새로운 방법이므로 치료효과에 대한 결론이 나오기까지는 좀더 시간이 걸릴 것이다.

외치핵은 통증을 편하게 하는 치료가 선결

외치핵은 통증이 아주 심하지만, 1~2주일 정도 지나면 거짓말같이 자연히 나아 버린다. 그러므로 방치해 두어도 상관없겠지만, 때때로 치핵이 파열되어 출혈하는 수가 있다. 새빨간 피가 나와서 엉덩이 주변을 더럽히므로 흔히 깜짝 놀라거나 하는데, 통증은 그것으로 편해진다. 이러한 때에는 목욕 등을 해서 엉덩이를 잘 닦고 상처를 청결히 해서 세균감염 등을 일으키지 않도록 주의하면 그 후에는 그대로 두어도 상관없다.

우선 이렇게 한다

우선 통증을 편하게 하는 방법을 시도한다. 목욕과 습포 등으로 엉덩이를 잘 따뜻이 해주면 통증은 훨씬 편해진다. 목욕과 좌욕은 엉덩이를 따뜻하게 해줌과 함께 청결히 하기 때문에 효과는 일석이조(一石二鳥)이다. 급소요법 등을 시도해보는 것도 좋을 것이다.

한편 외치핵의 치료약은 치질의 대적(大敵)인 변비와 설사를 개선하기 위한 완하제(緩和劑), 정장제(整腸劑)와 함께 염증과 부기를 가라앉히는 약을 이용한다. 먹는 약의 진통으로도 아픔은 경감된다.

병원에 찾아온 환자에게는 이상과 같은 보존 요법(保存療法)과

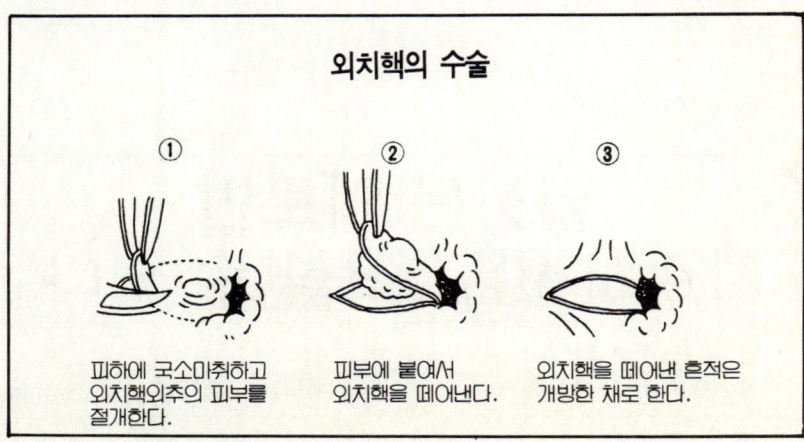

외치핵의 수술

① 피하에 국소마취하고 외치핵외추의 피부를 절개한다.

② 피부에 붙여서 외치핵을 떼어낸다.

③ 외치핵을 떼어낸 흔적은 개방한 채로 한다.

함께 다음에 설명하는 절개와 적외선 응고 등의 치료법도 행한다. 그 편이 바로 통증이 없어져 편해진다. 통증이 괴로워서 일이 손에 잡히지 않고 걷는데도 지장이 있으며, 중요한 일과 시험이 닥쳐왔을 때에는 지체말고 의사에게 보이고 바로 처치받는 편이 득책이다.

절개해서 혈전(血栓)을 제거한다

외치핵은 항문을 둘러싼 정맥에 피의 덩어리(혈전)가 생겨서 혈관을 막히게 하고 있기 때문에 일어난다. 아픈 것은 혈관이 혹처럼 부풀은 탓이므로 피부를 절개해서 혈전을 제거해 주면 통증이 편해진다.

상처는 약으로 소독해서 세균 감염이 일어나지 않도록 해 둔다. 통원(通院)도 절개한 후, 1~2회만으로 종료한다.

적외선 응고요법

특수한 기계를 사용해서 적외선으로 치핵을 태워 굳혀버리는 방법이다. 처치는 단시간에 끝나며, 통증이 바로 가라앉고 상처도 1주일 정도로 낫는다. 2~3회의 통원으로 끝나는 간단하고 아주 좋은 치료법이다.

열항은 빠르면 자르지 않고 고칠 수 있다

앞에서도 언급했듯이 열항은 조속한 치료가 무엇보다도 중요하다. 빠른 단계에선 의사에게 보이는 일 없이 혼자 고칠 수도 있다.

가장 중요한 것은 열항을 만들고 악화시키는 최대의 원인인 변비를 개선하고, 변통(便通)을 정비하는 일이다. 식물섬유가 많은 식사를 취하고, 매일 정해진 시간에 배변하는 습관을 붙이는 등, 변비 대책을 철저히 행해준다.

또 목욕을 해서 항문을 항상 청결히 해두는 일도 중요하다. 배변 후에는 목욕을 하는 편이 좋으며, 만약 그것이 불가능할 때는 좌욕 등을 해서 엉덩이를 씻는 습관을 몸에 붙이기 바란다.

우선 이렇게 한다

치료를 받으러 온 환자에 대해서도 우리들 의사는 이 변비의 개선, 목욕, 항문의 청결, 이 3가지를 우선 최초로 지도한다. 이 일이 열항치료에 있어서 최대의 포인트임과 동시에 기본이 되기 때문이다.

그런 다음에 다음과 같은 약을 사용한다.

① 배변을 편하게 하는 약

변을 부드럽게 하는 변 연화제와 변비를 개선하는 완하제(변비약)등, 때로 완장(浣腸)을 행하는 일도 있다.

② 통증을 멈추게 하는 약

키시로카인(외용의 진통제)이 들어간 연고와 젤리를 바르거나 주입하거나 한다. 배변 전에 이것을 사용해두면 통증이 가라앉을 뿐만 아니라 변통이 좋아지고, 편히 배변할 수 있다는 효과도 있다. 경우에 따라서는 연고와 젤리만이 아니라 좌약을 사용하는 수도 있다.

열항의 치료에서는 통증을 제거해 주는 것이 매우 중요하다. 통증이 계속되면 내괄약근의 경련을 야기시켜서 통증이 한층 증폭되고, 통증을 두려워한 나머지 화장실에서 멀어지며, 더욱 더 변비를 심화시켜 버리기 때문이다.

136

항문 확장술

열항에서 문제가 되는 것은 지금도 말했듯이 내괄약근의 경련이 통증을 일으키고 상처의 치유를 나쁘게 해버리는 것이다. 그래서 열항이 진행된 경우에는 항문을 확장해서 내괄약근의 긴장을 늦추고, 경련을 제거하는 치료 방법이 행해지는 경우가 있다.

항문 확장술(肛門擴張術)이라고 불리는 이 방법은 우선 국소마취를 한 다음에 손가락을 항문에 하나씩 집어 넣어 4개의 손가락으로 전후좌우로 천천히 넓혀간다.

이렇게 해서 내괄약근의 확장을 해소해 주면 통증이 제거되고, 배변도 편하게 할 수 있게 된다. 다만, 이것만으로 좋아지지 않는 일도 있으며 무리해서 근육을 상처입히면 역효과가 날 수 있다.

그밖의 치료법

냉동요법과 적외선 응고요법이 행해지는 수도 있다. 열항을 되풀이하고 있으면 상처가 궤양화해 버리므로 상처를 냉동하거나 태우거나 해서 굳혀 버린다는 치료법이다.

보존적 요법으로는 좀처럼 좋아지질 않고, 수술을 할 수 없는 경우와 수술을 싫어하는 환자에 대해서 행한다

항문 주변 농양·치루는 절개하면 편하게

조기발견, 조기치료는 어떠한 병이라도 중요하지만, 치루의 경우는 특히 중요하다. 항문주변 농양의 단계에서 확실한 치료를 받아두도록

하자.

치루는 세균 감염에 의해 일어나는 병이므로 세균에 효과가 있는 항생물질이 잘 듣는 것이 아닌가하고 생각될지도 모르겠으나, 고름이 고인 상태에선 항생물질은 거의 듣지 않고, 그것 이외에도 효과가 있는 약은 없는 것이다.

치질약 중에는 어떠한 치질에도 효과가 있는 듯한 선전을 하고 있는 것이 있는데, 치질 치료에 듣는 약은 유감스럽게도 없다. 의심스러운 선전 문구에 현혹되어서 시기를 놓치는 일이 없도록 주의하기 바란다.

우선 이렇게 한다

항문주변 농양은 절개해서 고름이 배출되면 통증이 없어지고, 열도 내려가서 편해진다.

절개는 증상을 편하게만 할 목적으로 행하는 것은 아니다. 고름이 고인 채인 상태로 두면 출구를 구해서 화농이 진행되고, 고름의 터널이 갈라져 나가거나, 안쪽까지 들어가게 된다. 이렇게 되면 치루가 복잡하게 되어서 나중의 치료가 어려워지기 때문에 빠른 단계에서 절개해 두는 것이 좋은 것이다.

증상이 편해지더라도
안심할 수 없다

치루를 고치려면 수술이 필요하다. 항문주변 농양을 절개할 때엔 될 수 있으면 함께 근치수술(根治手術)을 행한다. 단지 이 수술이 가능한 것은 얕은 위치에 생긴 것 뿐이고, 깊은 농양과 복잡한 농양 혹은 병원균의 침입구인 항문소와가 발견되지 않는 경우는 할 수 없다. 그 경우는 우선 절개를 해서 배농(排膿)만을 고치고 후일 날을 잡아서 근치수술을 행한다.

이렇게 해서 절개를 받거나 혹은 자연히 구멍이 뚫려서 고름이 나와 버리면 증상이 거의 없어져 버린다. 구멍도 작아지고 고름도 줄어든다.

그러나 증상이 가벼워지는 것은 일시적인 일이며, 머지 않아 또 다시 통증과 발열이 일어나거나 고름이 질끔질끔 나온다. 그 동안에 는 치루도 더욱 진행되므로 의사의 지시에 따라 확실히 근치수술을 받아두도록 한다.

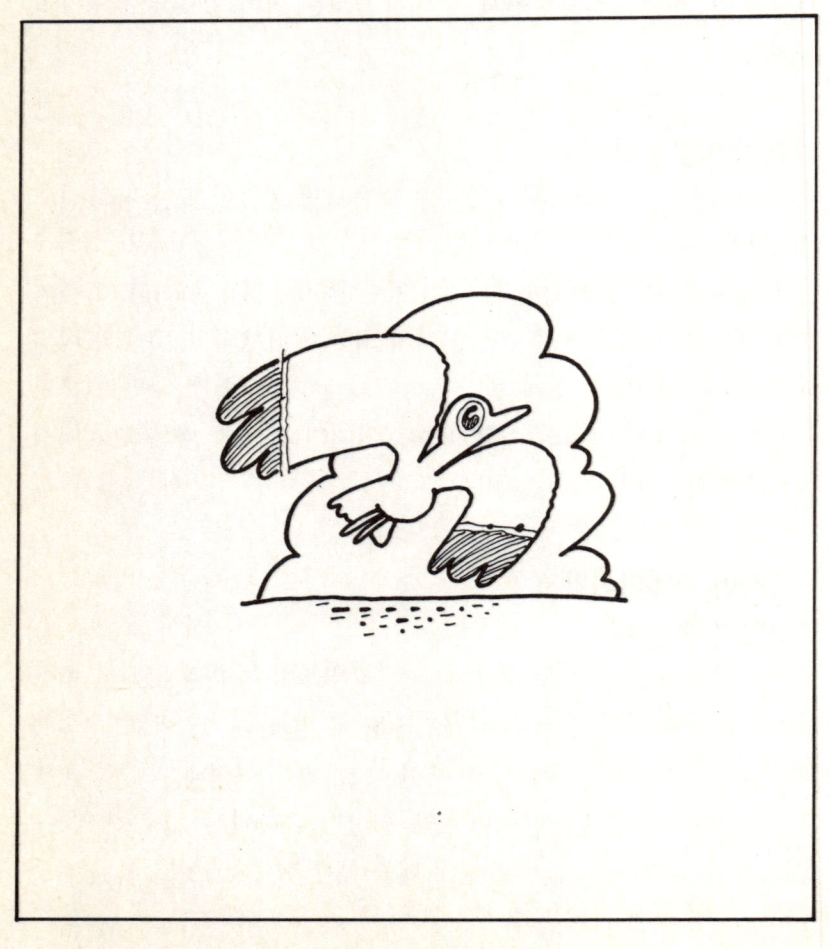

 치질의 성가신 증상을 퇴치하기 위한 이론편

수술이 필요한가 어떤가는 여기서 판별한다

20년 정도 사이에 치질의 치료는 눈부신 진보를 이룩했다. 수술하지 않고 치료하는 치료법도 속속 개발되고 있다. 그 덕분에 지금은 치질로 수술을 받는 환자의 수가 상당히 줄어들고 있는 것같다.

그러나 치루와 병상이 진행된 치핵, 열항 등은 역시 수술을 하지 않으면 좋아지지 않는다. 수술을 받아야 할지 아니면 받지 말아야 할지의 판단은 도대체 어떻게 해야 되는 것일까. 병마다 대강의 기준을 여기에서 들어두기로 하겠다.

다만, 여기에서 이야기하는 것은 어디까지나 원칙이며, 최종적으로는 의사의 판단에 따른다. 최근의 수술에서는 환자에게 주는 고통이 적고, 수술 후의 경과도 아주 좋은 방법이 개발되고 있으므로 공연히 수술을 겁낼 필요는 없다. 입원 일수라고 해도 치핵이라면 1~2주일 정도로 끝나는 것이 보통이다.

140

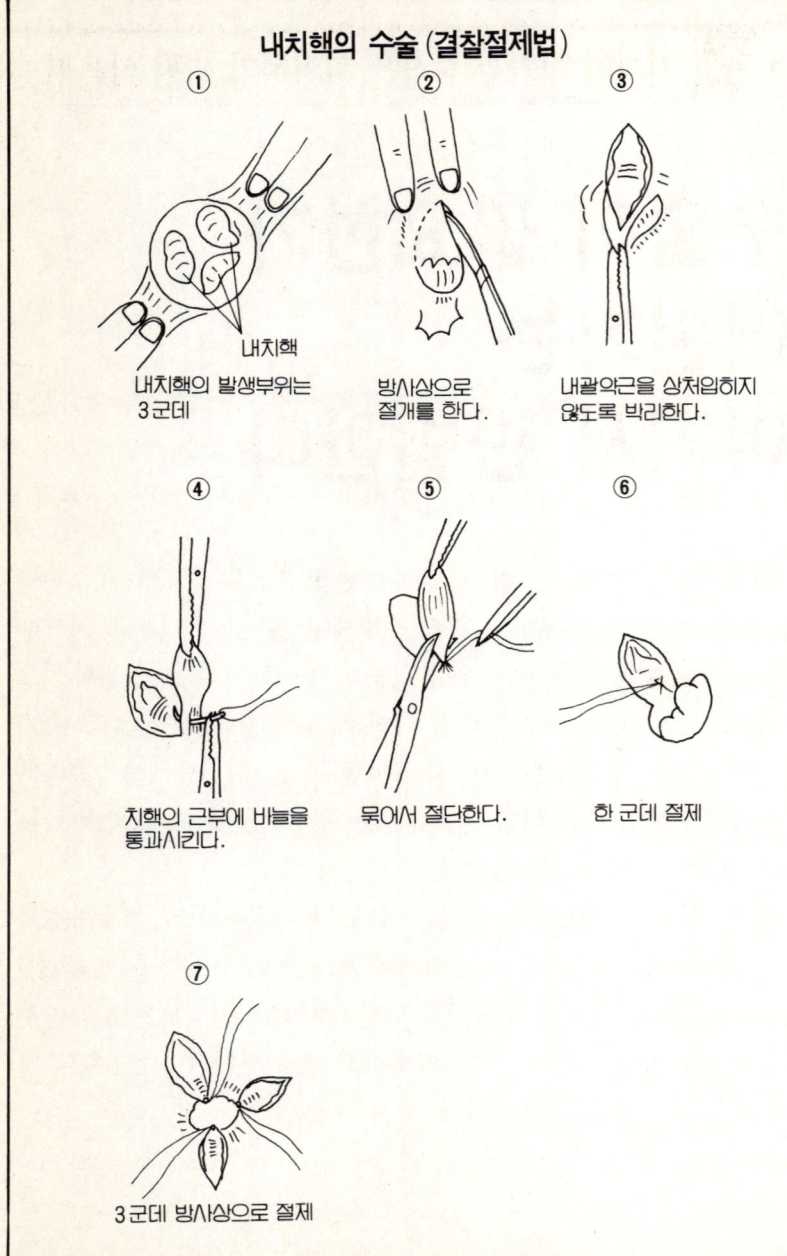

내치핵의 수술 (결찰절제법)

① 내치핵
내치핵의 발생부위는 3군데

② 방사상으로 절개를 한다.

③ 내괄약근을 상처입히지 않도록 박리한다.

④ 치핵의 근부에 바늘을 통과시킨다.

⑤ 묶어서 절단한다.

⑥ 한 군데 절제

⑦ 3군데 방사상으로 절제

'내치핵'은 제3도부터 수술이 필요

내치핵은 그 진행방법에 따라서 3단계로 나뉜다. 그중 제1단계와 제2단계의 내치핵은 수술할 필요가 없지만, 제3도에 들어서면 수술을 하는 것이 일반적이다. 즉, 배변을 할 때마다 돌기가 항문에서 튀어나와 버리고 손가락으로 넣지 않으면 원상태로 돌아가지 않으며, 돌아가더라도 서거나 걷거나 하는 것만으로 간단히 나와버리는 상태이다. 다만 제3도의 내치핵이라도 수술을 하지 않고도 치료되는 경우가 있다.

가장 뛰어난 수술법은
결찰절제법(結紮切除法)

치핵의 수술은 현재 그 대부분이 결찰절제법으로 행해지고 있다. 종래의 방법에 비교해서 수술 후의 경과가 좋으며, 통증과 출혈도 적고 식사도 보통으로 해도 상관없는 등 모든 점에서 뛰어난 수술법이다.

한때는 수술 전에 단식을 시켜서 대대적인 완장(浣腸)을 했지만, 결찰절제법은 단식할 필요가 없고 간단한 완장을 할 뿐으로 끝난다. 식사를 제한하는 것은 수술 전, 즉 요추마취(腰椎麻醉)를 하기 직전의 식사뿐이다.

내치핵은 보통 3개소에 할 수 있다. 그것은 하나씩 종(縱)으로 절개를 하고 괄약근을 상처나지 않도록 주의해 가면서 잡아뗀다. 그리고 그 근원의 치핵이 흘러들어가는 혈관을 실로 묶어서 치핵을 끊어낸다. 이것을 세 군데에 행해서 수술 후, 종료한다. 그 시간은

15~20분 정도로 끝난다.

어디에서도 할 수 있지만, 수술을 행하는 의사의 경험으로는 수술 후에 커다란 차이가 난다. 절제한 상처 부분에 나중에 돌기가 남거나 하지 않도록 깨끗이 마무리되는가 어떤가 하는 일이 이 수술의 요점이라고 할 수 있을 것이다.

고통이 적으며, 빨리 낫고 상태가 좋다

이 수술의 특징은 상처를 꿰매지 않는 데에 있다. 종래의 수술에서는 치핵 부분만이 아니라 항문의 지주조직(支柱組織)까지도 포함해서 뿌리채 뽑아버리는 방법이 행해지고 있었다. 이 때문에 수술 후에 점막이 항문 밖으로 탈출하거나 끊어낸 후, 봉합부의 신전성(伸展性)이 없어져서 협착감(狹窄感)을 강요받는 등의 결점이 있었다.

상처를 연 채로 두면 변이 묻어서 화농하거나 하는 것이 아닌가 하고 생각될지도 모르겠으나, 실제는 오히려 거꾸로이며 변이 묻기 어렵고 청결하며 상처의 치유도 빠른 것이다. 배변을 하더라도 아무렇지도 않으므로 식사제한도 거의 필요없다.

수술 후 마취에서 깨면 통증을 느끼지만, 그것도 참을 수 없을 정도의 통증은 아니다. 상처를 봉합하면 오히려 통증이 심하고, 마약이 필요한 일도 종종 있었지만, 이 수술에서는 진통약이 필요한 사람은 그다지 없다.

식사는 수술한 날 저녁부터 먹어도 상관없다. 다음 날이나 그 다음 날에 처음 통변이 있다. 상처가 변에 스쳐서 아픈데, 이것도 참을 수 없을 정도는 아니다. 통증을 방지하기 위해서 처음만은 변을 부드럽게 하는 약을 사용하는 일도 있다.

목욕은 가능하면 행하도록 한다. 목욕하면 항문이 청결해질 뿐만 아니라, 따뜻해짐으로써 통증이 완화되고 혈행도 개선되어 상처의 치유가 촉진되기 때문이다.

출혈과 분비물도 어느 정도 있지만, 1주일 정도면 가라앉고 육아조직(肉芽組織)이 솟아나온다. 이 시점에서 퇴원을 허가하는 병원도 있으며, 다시 1주일 더 지나 완전히 회복하고 나서 퇴원시키는 곳도 있다.

후유증이 걱정인
종래의 수술

일찍이 자주 행해지던 내치핵의 수술법은 화이트헷드씨법 혹은 브라츠씨법이라고 불리는 방법이었다.

화이트헷드씨법은 항문의 치핵이 있는 부분을 원통상(同筒狀)으로 한 바퀴 전부 잘라 내고 직장의 점막과 항문의 피부를 봉합하는 방법이다. 브라츠씨법은 치핵을 특수한 겸자(鉗子)로 끼우고 절제해서 흔적을 종으로 봉합한다.

이 두 가지의 수술법은 20년 정도 전까지는 활발히 행해지고 있었는데, 환자에게 주어지는 고통도 크고, 종종 후유증을 초래하는 경우가 있어서 최근에는 거의 행해지지 않고 있다. 그러나 옛날에 이 수술을 해서 지금까지 엉덩이의 상태가 좋지 않은 사람이 있다. 이 수술의 후유증을 화이트헷드 항문이라고 하는데, 고무링 결찰법으로 치료하면 잘 낫는다. 항문이 좁아져 있는 듯한 경우에는 형성수술(形成手術)이 필요한데, 이것으로 항문기능을 충분히 회복할 수 있다.

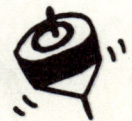

'열항'은 배변이 곤란해지면 수술

열항(항문열상)은 상처가 궤양이 되어서 낫기 어려워지거나 파수 돌기와 항문 폴립이 생기면 수술이 필요하다.

경련을 제거하는
내괄약근 절개술

열항이 괴로운 병인 것은 내괄약근이 경련을 일으켜서 병상을 악화 시켜 버리기 때문이다. 그래서 앞서 설명했던 '항문 확장술'을 행하여 우선 경련을 제거하도록 한다. 그래도 좋아지지 않을 때는 괄약근 절개술이라고 불리는 수술을 행한다.

이것은 국소마취(局所麻醉)를 해서 내괄약근을 일부 절개하는 수술로, 수술 후에는 경련이 일어나지 않게 되며 통증도 편해진다. 2~3일 간 입원하는 것이 이상적이지만, 통원으로도 할 수 있는 간단 한 수술이다. 다만, 만성화된 열항은 이 수술만으로는 좋아하지 않는 수도 있다

열항(항문열상)을 근치시키는
새로운 수술법

열항이 성가신 병인 것은 상처가 만성화해서 낫기 어렵 다는 점에도 있다. 그래서 내괄 약근을 절개할 때에 궤양화한 상처도 아울러서 절개하는

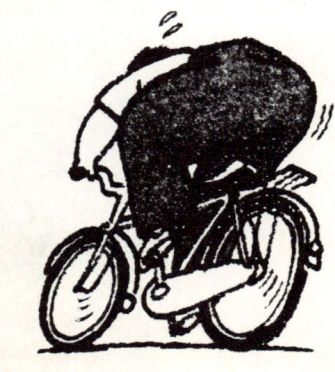

방법이 행해지는 수도 있다.

열항의 상처를 잘라내는 동시에 상처의 양단에 생긴 파수돌기와 항문 폴립을 제거한다. 다시 내괄약근을 절개해서 경련을 제거함과 동시에 단단하게 좁아져 있는 항문을 충분히 넓힌다. 상구(傷口)를 연 채로 두어도 상관없지만, 그러면 그 부분에 또 상처가 생기고 언제까지나 낫지 않는 수가 있다.

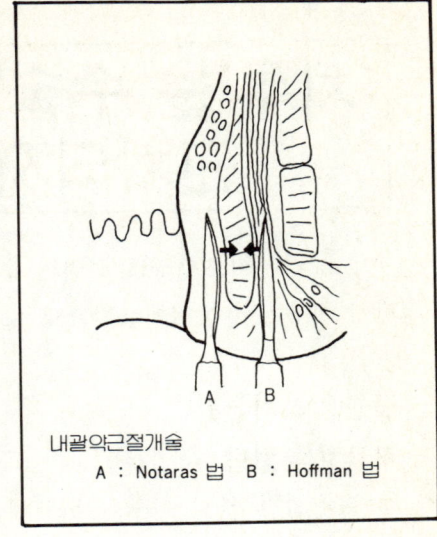

내괄약근절개술
A : Notaras 법 B : Hoffman 법

그래서 최근에는 끊어낸 부분을 피부로 막아버리는 방법이 시도되고 있다. 처음에는 몸 밖의 부분에서 피부를 가져다가 이식(移植)하는 방법이 행해졌다. 이 수술은 확실히 상처의 치유가 좋고 낫기까지의 일수도 단축되지만, 수술에 수고가 들고, 며칠 간 변을 멈추게 하지 않으면 안되므로 환자에게 있어서는 대단한 고통이다.

그래서 그후, 항문의 바로 옆의 피부를 비켜서 상처를 도려낸 흔적을 막는 방법이 고안되었다. 이 수술이라면 변을 멈추게 할 필요가 없고 통증도 적으며, 상처의 치유도 빠른 것이다.

열항은 이 수술로 근치되므로 재발하지 않도록 변비에 신경을 쓰고 목욕으로 항문을 청결히 하도록 명심하는 것이 중요하다.

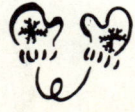

'치루'는 수술하지 않으면 근치되지 않는다

치루를 근본적으로 치료하려면 수술이 필요하다. 얕은 곳에 생긴 간단한 치루라면 통원치료만으로 낳는 경우도 있다.

통원으로 가능한 치료법도 있다

그 방법이란 우선 치루의 터널에 고무줄과 실을 통해서 단단히 묶는다. 그러면 잘록해진 부분이 괴사를 일으켜서 고름의 관(누관 : 瘻管)이 열린다. 누관이 열리기까지는 며칠이 걸리며, 그 동안 통증이 있다. 치루의 관이 열리면 화농으로 더러워진 부분을 깨끗이 제거해 둔다. 그러면 1주일 정도로 새로운 육아(肉芽)가 솟아 올라와서 치유된다. 열린 누관에 부식제를 바르고 상처를 녹혀 버리는 방법도 행해지고 있다. 이것도 부식(腐式)하는 동안 역시 통증이 있다.

통원으로 치료가 가능하다고 하는 것은 환자에게 있어서는 대단히 매력적이라고 생각되는데, 이 치료법은 복잡한 치루에는 사용할 수 없고 재발하는 예도 없지 않다. 입원치료가 필요하다는 말을 들었을 때는 의사의 지시에 따라 준다.

누관 적출법(瘻管摘出法)과 누관 절개법

재발이나 후유증을 일으키지 않도록 치루를 치료하기 위해서는 2~3주 간 입원하고 근치수술(根治手術)을 받는 일이 필요하다.

누관 적출법은 고름 관을 전부 깨끗이 도려내 버리는 방법이다.

다만, 항문 주변에 괄약근이 붙어 있고 적출할 때에 상처를 입는 일이 있으므로 이 수술은 얕은 치루밖에 사용되지 않는다.

치루의 수술에서 가장 자주 행해지고 있는 것은 누관 절개법이라고 불리는 방법이다. 고름의 관을 입구에서 출구까지 전부 절개하고, 안의 더러움을 긁어내어 깨끗이 하는 방법으로, 그 밖의 항문수술과 마찬가지로 상구(傷口)는 꿰매지 않고 열린 채로 해 둔다.

치루의 수술에서 중요한 것은 원인이 되는 균의 입구인 항문소와 (肛門小窩)를 깨끗이 처리해 두는 일이다. 그렇게 하지 않으면 모처럼 수술하더라도 또 다시 세균감염을 일으켜서 재발을 되풀이하게 된다.

또한 괄약근을 상처입지 않도록 하는 일도 중요하다. 항문 주위에는 괄약근이 있으며, 치루는 그 안을 관통하고 있는 수가 많기 때문에 무신경하게 치루를 잘라버리면 괄약근을 상처입혀서 항문의 조임이 나빠져 버리는 수가 있기 때문이다. 전에는 치루 수술 뒤에는 종종 이러한 후유증을 볼 수 있었다.

최근에는 '괄약근 온존술식(括約筋温存術式)'이라는 수술법이 행해지며, 되도록 괄약근을 상처입히지 않도록 배려를 하고 있다. 복잡한 치루에서는 괄약근의 일부를 끊어내지 않으면 안 되는 수도 있지만, 항문 괄약근은 하나만이 아니므로 신중하게 수술을 행하면 그 모든 것을 잘라내는 일은 없을 것이다.

치질의 수술은 이와 같이 전문적인 기술이 요구되므로 경험을 쌓은 전문의에게 치료받는 것이 안심할 수 있다.

치질의 성가신 증상을 퇴치하기 위한 이론편

임신 중일 때의 치질은 여기에 주의한다

임신중일 때나 출산을 마친 여성으로서 치질이 나빠지면 병원을 찾아오는 분이 적지 않다. 그 사람들의 이야기를 들어보면, 대개 임신하기 전부터 치질을 앓고 있었는데 임신과 출산이 방아쇠가 되어 증상을 악화시키고 있는 것 같다.

임신·출산은 확실히 치질을 악화시키는 원인이 된다. 그러므로 그 징조가 있는 여성은 임신하기 전에 꼭 확실한 치료를 받아 두기 바란다.

왜 임신하면
치질이 악화되는가

임신·출산이 치질을 악화시키는 이유로는 다음의 4가지 점을 생각할 수 있다.

① 혈액이 울체한다

임신하면 골반 안에 혈액이 모이기 때문에 항문 주변의 정맥(靜脈)의 혈액순환이 방해를 받아서 항문부에 울혈을 일으키게 된다. 게다가 임신 후기가 되면 배 속의 아기가 커져서 혈관을 압박하므로 혈액순환이 점점 나빠지고 울혈이 강해지는 것이다.

② 압력이 강하게 걸린다

배의 아기가 커져 오면 그 무게로 항문에 압력이 가해진다. 화장실에서 쭈그리고 앉아 있는 것과 마찬가지므로 울혈이 높아지고, 치핵(痔核)을 나쁘게 한다. 또한 그러한 압력 때문에 치핵이 탈출하기 쉬워지거나 탈항을 일으키는 수도 있다.

③ 변비에 걸리기 쉬워진다

임신 초기는 홀몬의 관계로 변비에 걸리기 쉬워진다. 그 무렵에는 황체 홀몬의 분비가 많아지는데, 이 홀몬은 임신을 지속시키는 기능이 있을 뿐만 아니라, 변까지 배 안에 머물도록 작용하는 것이다. 또 입덧으로 식사량이 적어지는 시기이기도 하기 때문에 변의 양이 줄어서 변의(便意)가 느껴지기 어렵게 된다.

한편, 임신 후기가 되면 커진 자궁에 장(腸)이 압박되고, 변의 통과가 방해받는다. 이것도 또한 변비를 악화시키는 원인이 된다.

변비에 걸리면 화장실에 있는 시간이 길어지고 게다가 힘을 강하게 주기 때문에 항문의 울혈이 강해져 치핵을 악화시킨다. 이렇게 되면 더 한층 단단한 변이 나오기 때문에 항문 가장자리를 파열시켜 상처를 만들게 되기 쉽다.

④ 출산시에 힘을 준다

출산할 때는 아무래도 강하게 힘을 준다. 이 힘줌이 항문의 울혈을 강하게 하고, 압력이 걸려서 치핵이 탈출하거나 탈항(脫肛)을 일으키기 쉬워진다.

변비를 방지하는 것이
최선의 대책이 된다

치질을 앓고 있는 사람이 임신을 하면 우선 이들 원인을 제거하지 않으면 안된다. 그렇다고는 해도 임신중엔 골반내의 울혈이 강해지고, 항문에 압력이 걸리는 것은 어쩔 수 없는 일이다. 출산시에 힘을

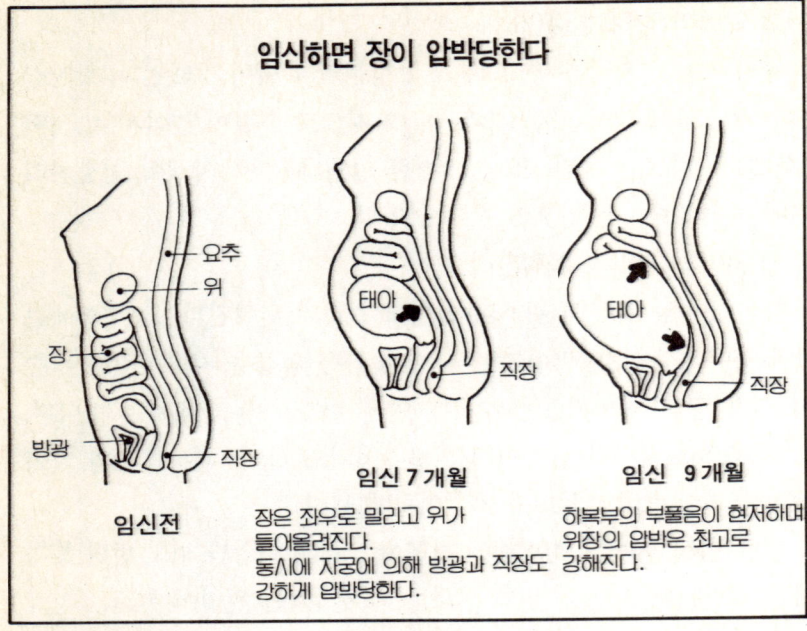

임신하면 장이 압박당한다

요추
위
장
방광
직장

임신전

태아
직장

임신 7 개월
장은 좌우로 밀리고 위가
들어올려진다.
동시에 자궁에 의해 방광과 직장도
강하게 압박당한다.

태아
직장

임신 9 개월
하복부의 부풀음이 현저하며
위장의 압박은 최고로
강해진다.

주지 않을 수도 없다. 그러므로 대책을 강구할 수 있는 것은 변비를 예방하는 일 뿐이다.

임신중에 변비를 예방하려면 무엇보다도 우선 정확한 식사와 배변의 습관을 붙일 일이다. 식사로는 과일, 야채, 해초, 버섯, 콩류 등 식물섬유가 많은 것을 듬뿍 섭취하도록 한다. 입덧으로 식욕이 없는 시기에 권하고 싶은 것은 요구르트 등의 유산균 음료이다. 장내(腸內)에 좋은 세균을 늘려서 통변을 좋게 해준다. 그리고 매일 정해진 시간에 화장실에 가서 배변하도록 습관들이는 노력도 해준다.

임신중엔 심한 운동이나 배에 힘이 가해지는 체조는 피해야 하는데, 운동부족이 되지 않도록 산보 등을 하는 것은 변비 예방에 좋은 일이다.

복부의 지압과 강한 마사지는 좋지 않아도 변비 예방을 위해 배를 가볍게 문지르거나 배 이외의 지압을 해보는 것도 좋을 것이다.

또한 변비약을 사용할 때는 반드시 의사의 지시에 따라준다. 약의 사용법을 잘못해서 설사를 하면 유산(流産)을 유발하는 일도 있으므로 위험하다.

임신중에 치질이 악화됐다면
어떻게 할까

만약 임신중에 치질의 출혈이 시작되거나 치핵이 탈출하게 되면 주저하지 말고 항문과의 전문의에게 보이고 치료를 받도록 하자. 빈혈이라도 일으키면 임신의 경과에 나쁜 영향을 미치며, 돌기가 나와 있으면 불쾌하고 아프기도 하기 때문이다.

의사의 처치를 받으면 수술 이외의 방법으로 충분히 증상을 개선할 수가 있다. 만약 수술이 필요하더라도 출산까지 버틸 수 있도록 조치를 해두고, 산후의 회복을 기다리고 나서 수술을 행한다.

치루와 열항이라고 하더라도 임신중엔 수술 이외의 방법으로 처치하고, 출산을 마친 후에 수술하게 된다.

치질을 앓고 있는 임산부라면 단골 산부인과의에게 상담하고, 항문과의 전문의에게 진찰을 받으면서 건강한 아기를 출산해주기 바란다.

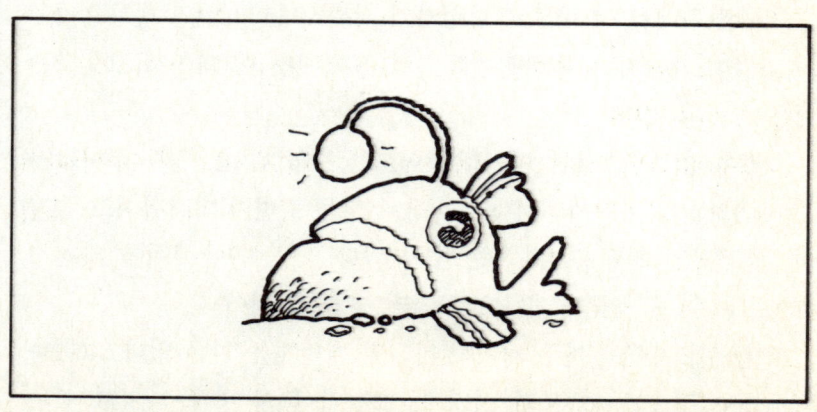

 **치질의 성가신 증상을 퇴치하기 위한 이론편**

노인의 치질에서 특히 주의할 일

점점 나이를 먹음과 동시에 앓게 되는 치질의 종류도 달라진다. 열항과 치루가 적어지고, 치핵은 돌기가 항문 밖으로 탈출하는 타입의 치핵이 늘어나는 것이다.

탈항할 때는
수술이 필요

연령과 함께 항문괄약근의 조이는 힘이 서서히 저하되고, 지지조직(支持組織)도 늘어지기 시작한다.

오래된 치핵은 그 탓으로 탈항하기 쉬워진다. 그 반면 항문괄약근의 조임이 약해지기 때문에 감돈치핵(嵌頓痔核)이 되어서 고생하는 일은 그다지 없다.

고통이 없다면 그대로 방치해 두어도 상관없겠지만, 경우에 따라서는 배변하기가 어려워지거나 분비물로 항문 주변이 더러워지고 습진이 생겨서 가려워지거나 하는 수가 있다. 가능하면 처치를 완전히 받아두는 편이 깨끗한 기분으로 지낼 수 있을 것이다.

수술해서 치핵을 전부 제거해 버리면 재발하는 일은 없다. 그러나 80세를 넘긴 고령인 분과 심장병, 고혈압 등의 병을 가지고 있는 경우에는 수술을 할 수 없는 경우도 있다. 그 때는 고무링 결찰법이나 경화요법(硬化療法)을 행해서 탈출하지 않도록 처치한다. 이 방법은 통원치료가 가능하지만 재발하는 수도 있다. 내괄약근의 긴장이 약한 내치핵은 고무링 결착법으로 좋아진다.

암을 간과하지 않도록 주의한다

고령이 됨에 따라서 점점 암의 위험도 높아진다. 직장암이나 그 위쪽에 생기는 결장암은 변비에 걸려 변이 가늘어지거나, 변의 형태가 부정(不整)하게 되면 변비와 설사를 교대로 반복하고, 변의(便意)가 빈번히 일어나며 변에 피가 섞이는 등의 증상을 볼 수 있다. 출혈은 뚝뚝 떨어질 만큼 많은 경우는 거의 없고, 변에 섞이거나 변의 표면에 피가 묻어나오는 정도에 지나지 않는다.

노인이 되면 완고한 변비를 하는 수가 있다. 식사 등으로 변비의 개선을 도모해도 좀처럼 좋아지지 않거나, 배가 땡기거나 통증을 느끼게 되면 꼭 전문적인 검사를 받는 일이 필요하다.

때때로 암 때문에 장(腸)이 좁아져 있거나 장폐색(腸閉塞)의 증상을 나타내는 경우도 있다.

선혈이 뚝뚝 많이 나올 때는 간경변(肝硬變)일 수도 있다.

나이를 먹으면 치핵에서 다량으로 출혈하는 일은 적어지므로 그와 같은 때에는 조속히 정밀검사를 받도록 하자.

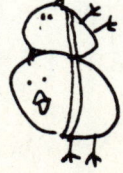

아기와 어린이의 치질은 이렇게 치료한다

치질은 아기와 어린이에게도 일어난다. 그렇다고는 해도 성인에게 가장 많은 치핵은 전혀 없으며, 열항도 적고 치루가 대부분이다.

치루는 남자 아기에게만 생긴다

유유아(乳幼兒)에게 가장 많은 것은 치루인데, 이것은 왠지 남자 아기에게밖에 생기지 않는다. 모유를 먹는 아기에게 많은데, 이것은 모유쪽이 변이 부드러워지는 탓일 거라고 말해지고 있다.

치루가 생기는 것은 어른과는 달라서 항문 좌우의 측면이다. 얕아서 관이 짧고 자연히 낫기 쉬우므로 잠시 상태를 보고 있어도 상관없다. 언제까지나 고름이 계속 나오면 수술을 해서 고친다.

간단하고 안전한 수술이므로 어린 아기라도 안심하고 받을 수 있다. 치료하지 않은 채 치루를 그냥 방치해 두면 발육에도 영향을 미치므로 조속히 조치를 받아두도록 하자.

열항은 인공 영양아에게 많다

열항(裂肛)은 남녀 공히 일어나는데, 여자 아이에게 약간 많다는 한 조사 결과가 나와 있다. 어른과 마찬가지로 단단한 변이 나올 때에 항문 가장자리를 찢기 때문에 일어난다. 인공 영양아에게 많은데, 이것은 인공 영양아 쪽이 변이 대단해지기 쉽기 때문이다.

아기가 울며 좀처럼 배변하지 않을 때는 열항을 생각할 수 있다. 배변을 하면 아프므로 아기는 변을 보기 싫어한다. 변이 장(腸) 속에 오래 머물러 있으면 수분이 흡수되어 변은 점점 단단해지고, 더욱 더 배변하기 어려워진다. 이렇게 해서 되풀이하여 항문에 상처를 내게 되면 그 상처가 좀처럼 좋아지지 않는 것은 어른의 경우와 마찬가지이다.

상처를 되풀이하지 않는 가운데 빨리 고치는 것이 중요하며, 그러기 위해서는 변을 부드럽게 해주는 것이 제일이다. 인공영양아라면 과즙, 설탕물, 물엿이나 꿀 등을 미지근한 물로 푼 것 등 당분과 수분을 충분히 주도록 하자. 한편 모유아가 변비를 하는 경우는 우유양이 부족한 것을 생각할 수 있다. 분유를 모자른 만큼 늘리도록 하는 편이 좋을 것이다.

유아(幼兒)가 되면 어른과 마찬가지로 식물섬유를 많이 포함한 과일, 야채, 해초, 콩, 감자 등을 듬뿍 준다. 최근에는 과자만 많이 먹어서 배 부르게 하는 일이 많으므로 변의 재료가 되는 섬유가 부족해서 변비에 걸린 유아가 늘고 있는 것 같다. 간식을 너무 줘서 3번의 식사를 할 수 없는 일이 없도록 신경을 써주기 바란다.

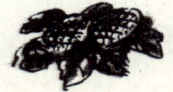

156

 치질의 성가신 증상을 퇴치하기 위한 이론편

치질을 재발시키지 않는 일상생활의 연구

변통을 정비하는 것이
제일의 대책

치질의 최대의 원인은 변비와 설사이다. 그러므로 변통(便痛)을 정비해서 변비와 설사를 개선하는 것이 치료를 예방하고, 재발을 미연에 방지하는 최선책이 된다.

변비는
이렇게 방지한다

변비를 예방하는 데 있어서 가장 중요한 것은 다음의 4가지 점이다.

① 식사를 개선한다.

② 매일 정해진 시간에 배변한다.

③ 운동부족이 되지 않도록 한다.

④ 변의(便意)를 붙이는 노력을 한다.

위(胃), 대장반사(大腸反射)란

작은 어린이는 식사 중에 자주 화장실에 가서 부모에게 행실이 나쁘다고 야단맞는다. 그러나 이것은 극히 생리적이 현상이며, 야단치기엔 가없다.

식사를 해서 위(胃)에 음식이 들어오면 위는 운동을 개시함과 함께 음식이 들어왔다는 신호를 대장(大腸)에 보낸다. 그것에 응해서 대장은 연동운동을 시작하고, 장내의 내용물을 직장(直腸)으로 운반해 간다. 이 위의 운동에 수반해서 대장이 움직이기 시작하는 것을 '위·대장반사'라고 한다.

직장에 변이 보내지면 직장 점막의 신경이 그것을 감지하고 뇌(腦)에 신호를 보낸다. 한편 직장에서는 대장 전체로 신호가 보내어지고, 대장은 크게 수축해서 고여 있는 변을 직장쪽으로 보낸다. 그 결과, 점점 변의가 강해지는 셈이다.

규칙적인 배변 습관을 들인다

이와 같이 식사 후엔 변의를 일으키기 쉬우므로 식후의 배변을 습관붙이는 것이 제일 이상적이다. 특히 아침식사 후엔 어제 먹은 것이 대장에 운반되어서 위·대장반사가 일어나면 자연히 변의가 느껴지게 된다. "아침식사 후에 배변하는 습관을 들이시오"라고 말해지는 것은 그 때문이다.

그런데 그 탓으로 아침식사 후엔 화장실이 럿쉬아워가 되기 쉽다. 그래서 손해를 보는 것이 가정주부나 여성들이다. 남성에게 화장실을 점령당하고 있는 동안 꾹 참고 있으면 어느샌가 변의가 점차 일어나기 어려워져 버리는 것이다.

이 일이 여성에게 변비를 많게 하고 있는 커다란 원인이 되고 있다. 그러한 일이 없도록 당장의 대책을 강구한다면 설령 변의가 사라져 있어도 화장실에 들어가서 배변의 노력을 해보는 일이다. 그 다음에 변의를 붙이는 방법을 시도해 주기 바란다.

설령 변이 나오지 않더라도 매일 이것을 되풀이하고 있는 중에 그 시간에 변의가 일어나게 되고, 변비도 자연히 해소되어 간다. 직장이 있어서 아침식사 후에 시간을 충분히 취할 수 없는 사람은 일어나

자마자 차가운 우유를 한잔 마셔 위·대장반사를 일으켜서 아침식사 전에 화장실에 들어가도록 하면 좋을 것이다.

설사는
이렇게 치료한다

변비가 여성에게 많은 것에 비해서 만성 설사증은 남성에게서 많이 볼 수 있다. 그것도 정신적인 것이 관여하고 있는 경우가 적지 않으며, 보통수단으로는 잘 좋아지지 않는 수가 많은 것같다.

식물섬유를 많이 섭취한다

변비에 효과가 있는 식물섬유는 설사증에도 좋은 결과를 가져온다. 설사증인 사람은 어쨌든 소화에 좋은 것만을 먹고 섬유를 경원시하는 경향이 있는데, 이것은 완전한 오해이다. 식물섬유는 대장 안에서 수분을 흡수해서 변을 느긋하게 이동시키므로 그 동안에 대장이 수분을 흡수해서 변이 굳어진다.

다만, 설사증인 사람이 과일과 생야채를 많이 먹으면 배를 차게 해서 설사를 하므로 과일은 적당히 억제하고, 야채는 열을 가해서 조리한 것을 많이 취하도록 해 준다.

비피듀스(Bifidus)균을 늘리는 궁리를 한다

비피듀스균은 선옥(善玉)의 장내세균으로, 설사를 일으키는 악옥균(惡玉菌)을 쫓아버려 준다. 요구르트 등의 유산균 음료나 저칼로리의 감미료나 식물섬유에도 비피듀스균을 늘리는 작용이 있다.

설사를 해도 걱정하지 않는다

급성(急性) 설사나 세균성의 설사는 몸을 쇠약하게 하지만, 만성(慢性) 설사는 그와 같은 일이 없다. 만성 설사증인 사람은 장(腸)의 기능이 너무 높기 때문에 내용물의 통과가 빠르고 수분을 흡수할 틈이 없다는 것 뿐이다. 영양은 소장(小腸)에서 정확히 흡수되고 있으므로 영양부족이 될 염려는 없다. 곤란한 것은 언제 화장실에 가고 싶어지는가를 알 수 없다는 것 뿐이므로 설사가 계속되어도 걱정은 없다.

스트레스 해소를 도모한다

만성 설사증은 정신적인 스트레스가 관여하고 있는 수가 종종 있다. 운동이나 취미로 가능한 한 스트레스 해소를 도모하도록 하자.

스트레스가 겹쳐 설사를 했다고 하더라도 설사를 하는 일 자체가 스트레스 해소의 하나의 수단이 되고 있는 것을 알아야만 한다. 싫은 일이 있거나 피로가 쌓이면 갑자기 설사가 시작된다. 2~3회 화장실을 다녀서 뱃속의 것이 전부 나와 버리면 그 후에는 말끔해질 것이다. 쌓여 있던 스트레스를 설사와 함께 토해내고 있는 거라고 생각하면 좋을 것이다.

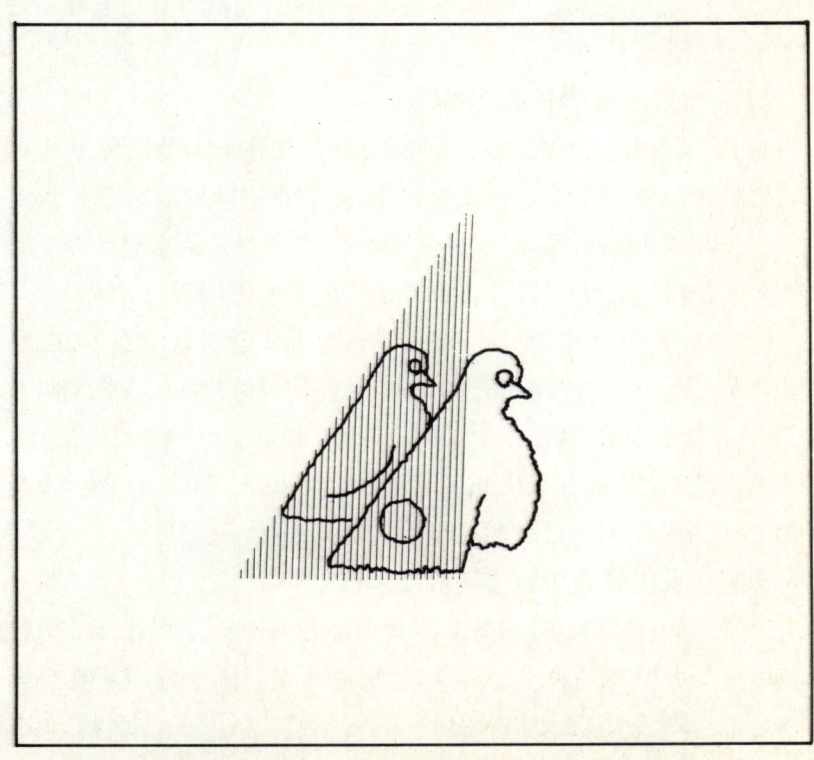

치질의 성가신 증상을 퇴치하기 위한 이론편

치질인 사람이 절대로 해서는 안되는 일

치질인 사람이 주의해야 할 일은 몇 가지 있다. 증상을 악화시키거나 두번 다시 재발시키지 않기 위해서 일상생활에서 다음과 같은 점에 주의하도록 하자.

술은 맥주 한병 정도로 그친다

술은 '백약지장(百藥之長)'이라고 한다. 그러나 치질을 앓고 있는 사람에게 있어서는 약이 되지 않는다. 술을 마신 다음 날 치질을 악화시키는 사람이 많이 있다. 알콜은 혈행을 좋게 하므로 울혈이 원인인 치핵에는 좋다고 생각될지도 모르겠지만 사실은 정반대이다.

술을 너무 마시면 설사를 하며, 술좌석에서 장시간 앉은 채로 큰소리로 떠들거나 노래를 하면 엉덩이에 힘이 가해져서 치질을 악화시킨다는 것은 당연하다.

맥주라면 한병(위스키 더블 한잔)에 머물고, 좀더 마시는 것은 치질을 고치고 나서로 한다.

담배는 통변을 붙이는 효과가 있지만

'백해무익(百害無益)'이라고 말해지는 담배에도 변의를 일으키는 고마운 작용이 있는 것은 사실이다. 변비에 걸린 사람이 식후에 한대 피우는 것은 통변(通便)을 붙이는 데에 좋은 일인지도 모른다. 그러나 동맥경화를 진행시키는 등의 각가지 해를 생각하면 변비 개선은 다른 수단을 이용해야만 한다.

향신료는 적량이라면 상관없다

자극물은 치질에 좋지 않다고 하는 말을 자주 듣는다. 그러나 자극물을 완전히 취해선 안되는 것은 아니다. 자극물은 적량(適量)을 취하면 요리를 맛있게 하고, 식욕도 증진시키므로 금할 것은 없다고 생각한다. 너무 섭취하면 변에 자극물이 나와서 항문을 자극하여 치질을 악화시키는 일이 있을지도 모르겠으나 적당하면 그렇게 신경쓰지 않아도 될 것이다.

골프는 치질을 악화시킨다

골프 중에 탈항(脫肛)을 일으키거나 출혈을 해서 치질을 악화시키는 일이 자주 있다. 오랜 시간 계속 서서 항문에 울혈이 높아져 있는데 스윙의 순간, 엉덩이를 내민 자세로 갑자기 배에 힘을 넣기 때문에 치핵이 튀어나오거나, 치핵을 파열해서 출혈하거나 또는 혈전(血栓)이 생기거나 하는 것이다. 골프는 치질에는 결코 좋은 스포츠가 아니다. 골프는 되도록 치질을 고치고 나서 해주기 바란다.

이런 스포츠도 치질에 좋지 않다

야구나 테니스, 볼링 등은 골프와 마찬가지로 순간적으로 배에 힘이 가해지는 스포츠이다. 골프 만큼 서 있는 시간이 길지 않으므로 증상을 악화시키는 일은 없지만, 치핵이 있는 사람은 되도록 고치고 나서 즐기도록 하자.

또 스키와 스케이트는 엉덩이를 차게 하여 치질을 악화시키는 일이 적지 않다. 이 밖에 유도, 승마, 야구의 포수 등, 지속적으로 배에 힘이 들어가는 스포츠도 항문에 울혈이 일어나기 쉽기 때문에 치질에는 좋지 않다.

치질인 사람에게 권할만한 스포츠

수영, 조깅, 재즈 댄스 등의 전신운동은 혈액순환을 좋게 하므로 울혈도 제거하고, 치핵에 좋은 효과를 가져온다. 다만, 힘이 들어갔을 때에 탈항을 일으킬 염려가 있는 사람은 깨끗이 치료하고 나서 하도록 하자.

해외여행은 치료를 마치고 나서 한다

오랜 시간 동안 차 안에 앉아 있거나 무거운 짐을 들거나 하면 치질을 악화시키는 수가 있다. 1박 정도의 여행이라면 문제가 없다고 생각하지만, 긴 여행, 특히 해외여행에 나설 때는 치질의 치료를 마치고 나서로 한다.

화투는 치질인 사람에게 최악의 오락

경륜(競輪), 경마, 화투는 어느 것이나 다 좋지 않다. 계속 서 있거나 계속 앉아 있기 때문에 울혈을 일으킨다. 특히 화투는 철야를 하는 등 시간이 길어져서 최악(最惡)이다. 실제로 화투로 치질을 악화시킨 사람은 많이 있다. 화투를 하려면 되도록 단시간에 끝내도록 하자.

낚시를 갈 때는 엉덩이를 차게 하지 않도록 주의한다

낚시는 치질에 좋지 않은 레저의 대표처럼 말해지고 있다. 확실히 낚시광인 사람 중에 치질 환자가 많은 것은 사실이다. 차가운 곳에서 장시간 계속 서 있거나 계속 앉아 있거나 할 뿐만 아니라 화장실도 참으므로 변비가 일어나기 쉬워지는 등, 악조건이 갖춰져 있다.

낚시광인 사람은 치질에 좋지 않은 일을 하고 있다는 것을 인식한 다음, 평소부터 변비에 주의하는 등 엉덩이를 소중히 해두자. 그리고 낚시를 갈 때에는 차갑지 않은 복장을 하고, 방석이나 카이로(손난로) 등을 준비해서 엉덩이를 차갑지 않도록 하는 궁리를 하자.

또 계속 서 있거나 계속 앉아 있으면 항문에 울혈이 생기므로 때때로 눕거나 앞에서 소개한 '울혈을 개선하는 자세'를 실행하자.

예능, 요리, 꽃꽂이, 다도, 서예 등은 치질을 한층 악화시킨다

'노래나 앉아서 연습하는 악기 등의 예능이 진행하면 치질도 진행한다'고 말해진다. 옛날부터 전해지는 거문고, 다도(茶道), 꽃꽂이,

서예 등의 예능, 소양 익히기는 똑바르게 앉아서 하므로 그 동안 화장실에 가는 일도, 방귀를 꾸는 일도 불가능하므로 울혈이 생기며, 변비에도 걸기게 된다. 또 어떠한 소리를 내면 더욱 더 울혈이 높아진다.

예능 등은 치질을 확실히 치료하고 나서 시작하자. 또 집에 돌아가면 체조를 해서 몸을 움직이거나 울혈을 개선하는 자세를 취하도록 하면 좋을 것이다.

이러한 직업인 사람은 치질이 되기 쉽다

계속 서 있거나 앉아서 하는 일 또는 어중간하게 서서 작업을 하는 직업을 가진 사람 등 직업적으로 치질에 걸리기 쉬운 사람이 상당히 있다. 하지만 오히려 인간의 생활 그 자체가 치질에 걸리기 쉬운 환경에 있다고 하는 편이 옳을지도 모른다. 그러므로 평소부터 목욕을 해서 항문을 청결히 하고 울혈을 시키지 않도록 하며, 치질의 증상이 있으면 빨리 전문의에게 진찰을 받는 등 평소부터 엉덩이의 위생에 신경을 써주기 바란다.

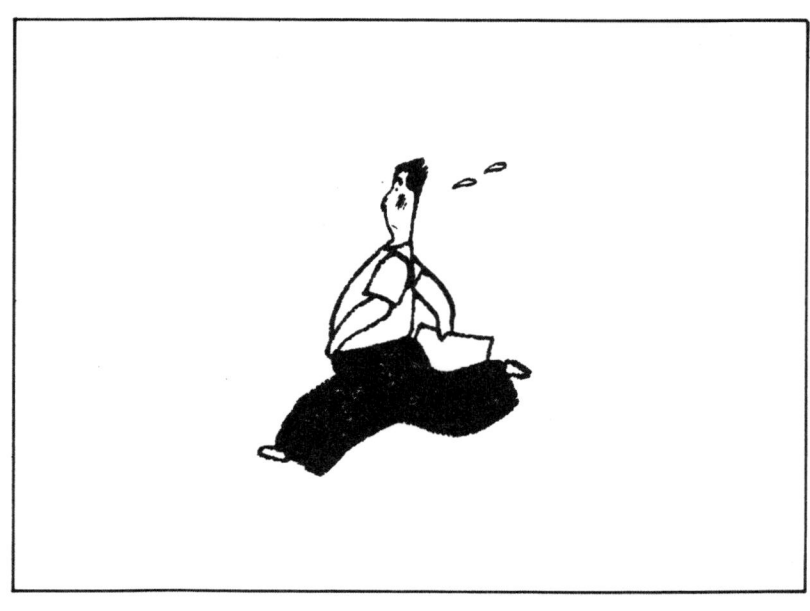

현대가정의학시리즈-14

완벽한 치질 치료법

2013년 9월 15일 재판
2013년 9월 28일 발행

지은이 현대건강연구회
펴낸이 최상일
펴낸곳 태을출판사
주 소 서울특별시 중구 동화동 52-107 동아빌딩내
전 화 02 · 2237 · 5577
팩 스 02 · 2233 · 6166
등 록 1973년 1월 10일   제 4-10호

ISBN   89-493-0419-8 13510

＊잘못 만들어진 책은 잘된 책으로 바꾸어 드립니다.

● **주문 및 연락처**
　우편번호 100-456
　서울특별시 중구 동화동 52-107 동아빌딩내
　전화 02 · 2237 · 5577   **팩스** 02 · 2233 · 6166